擺脫
生活習慣病
靠自己 降低三酸甘油脂&膽固醇

東京・日本橋栗原診所院長
栗原毅

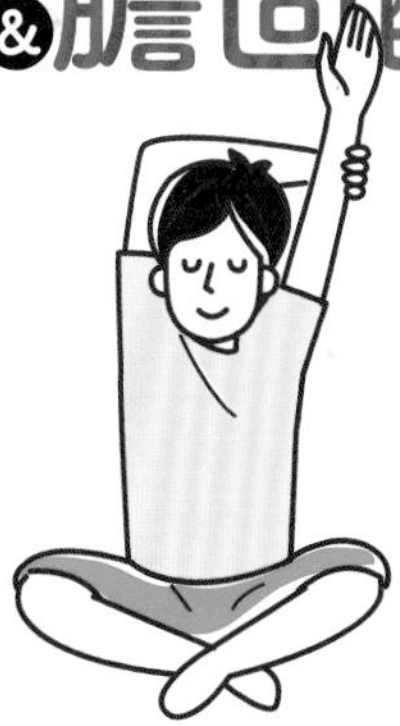

楓葉社

前言

相信大家都聽過「三酸甘油脂」及「膽固醇」，但肯定很多人對這兩個名詞有錯誤認識！例如：大部分的人都以為膽固醇愈高就愈不健康，但其實膽固醇分成2種，分別是高密度脂蛋白膽固醇（HDL-C）以及低密度脂蛋白膽固醇（LDL-C）。高密度脂蛋白膽固醇被稱為好的膽固醇，這種膽固醇愈多對身體愈好；低密度脂蛋白膽固醇被稱為壞的膽固醇，不過其實只要別讓這種膽固醇氧化，也不會對身體造成重大危害。

但是，三酸甘油脂就不是這麼一回事了。一旦血液中的三酸甘油脂增加，就會減少高密度脂蛋白膽固醇（HDL-C），並讓低密度脂蛋白膽固醇（LDL-C）氧化，進而造成動脈硬化。所以，真正有害身體健康的其實是三酸甘油脂。

此外，也有很多人以為膽固醇或三酸甘油脂過高是因為飲食太油膩，但這樣的看法同樣也不對。造成三酸甘油脂增加，使體內囤積過多脂肪的元兇其實是碳水化合物（＝醣類）。避免過量攝取米飯、甜食等碳水化合物以及醣份高的水果等等，才是控制三酸甘油脂的不二法門。

雖說膽固醇或三酸甘油脂過高不能算是生病，但其實離生病也只有一步之遙。希望各位別直接依賴藥物，要靠著改善飲食、運動、生活習慣等等，以自己的力量去降低膽固醇以及三酸甘油脂。

2022年7月　東京・日本橋栗原診所院長　栗原毅

CONTENTS

第2章 降低三酸甘油脂的飲食妙招

CONTENTS

第4章

降低三酸甘油脂的微運動妙招

CONTENTS

第 1 章

三酸甘油脂、膽固醇究竟是什麼？

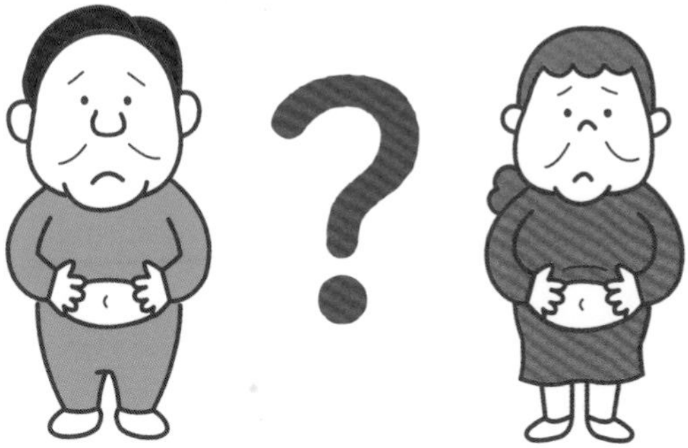

三酸甘油脂過高是生活習慣病的第一步

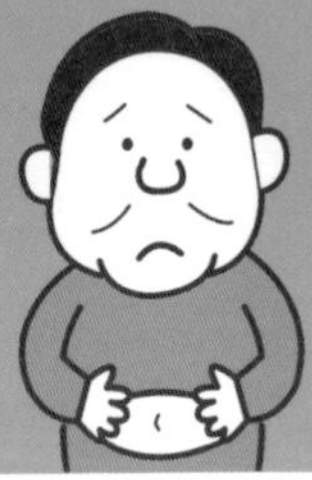

三酸甘油脂是身體不可或缺的能量來源。身體在進行各種活動、工作等各種情況下都會燃燒三酸甘油脂，將其轉換成身體所需的能量。除此之外，三酸甘油脂也會形成皮下脂肪，發揮出禦寒保暖及降低外力衝擊的作用。三酸甘油脂對於身體而言有著舉足輕重的地位，但要是過高也會對身體造成各種危害。

那麼，三酸甘油脂過高究竟會造成什麼後果呢？

高血壓、糖尿病、膽固醇異常、高脂血症等疾病都被稱為生活習慣病，而這些疾病都是源自於三酸甘油脂過高。

肝臟出現問題的最主要原因就在於三酸甘油脂。在正常的情況下，肝臟中的三酸甘油脂比例大約是3～5％。但是，長期的不良生活習慣會讓肝臟中的三酸甘油脂慢慢增加，一旦讓其比例超過10％，身體就會開始出現各種問題。不只血糖跟血壓會上升，也會發生動脈硬化。這也意味著心絞痛、心肌梗塞或腦梗塞的風險倍增。

透過健檢發現生活習慣病的患者比例變化

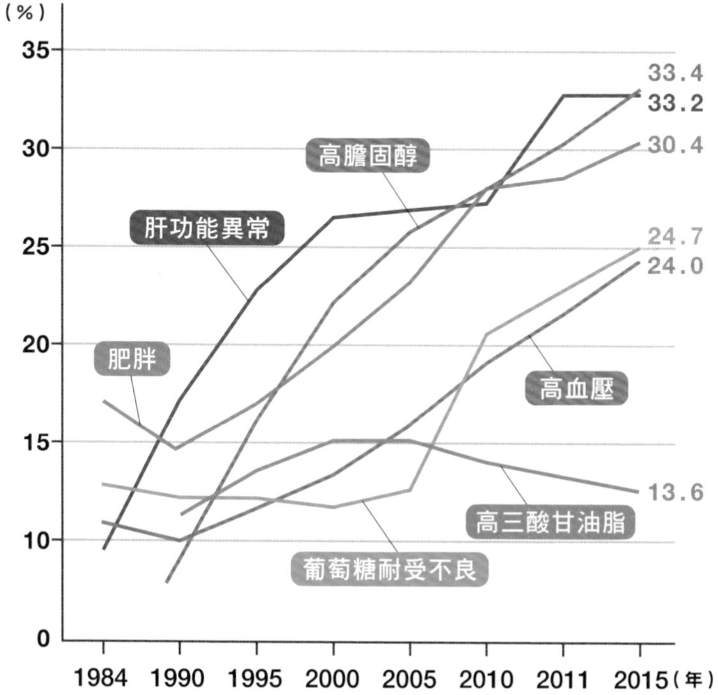

參考資料：「2015年健康檢查的現狀」(日本健康檢查學會)

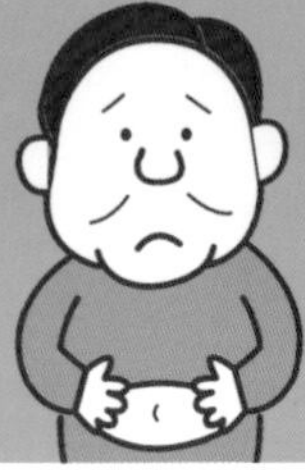

高三酸甘油脂血症是動脈硬化的開端

三酸甘油脂增加也會讓血液中的脂肪變多。血檢中有一項「三酸甘油脂（TG、Triglycerides）」的數值，當這項數值超過標準值（150 mg／dℓ）時，便稱為高三酸甘油脂血症。**一旦血液中的三酸甘油脂濃度超標，血液就會慢慢變濃稠。**多餘的脂肪會沉積在血管的傷口處，並形成斑塊。斑塊的形成是動脈硬化的開端，動脈硬化則與心肌梗塞、腦梗塞等心血管疾病有直接的關聯。

血液中的三酸甘油脂超標稱為高三酸甘油脂血症，而血液中的葡萄糖（醣類）過多則稱為糖尿病。這兩種疾病都是因為在日常飲食攝取過多的醣類，所以當其中一種疾病惡化時，另一種肯定也會惡化。

當血液中的脂肪及糖分過多導致血液濃濁、血糖過高時，血液中的葡萄糖便會與蛋白質結合，形成糖化終產物（AGEs）。體內若累積大量糖化終產物，則會加快身體的老化速度。

三酸甘油脂過高的血流VS健康的血流

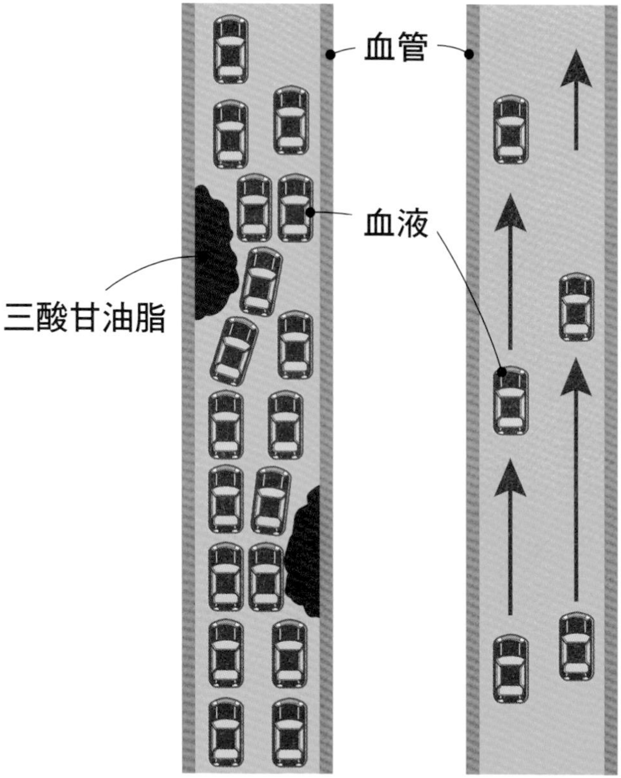

三酸甘油脂過高的血流
三酸甘油脂會妨礙血液流動。

健康的血流
血流正常，暢行無阻。

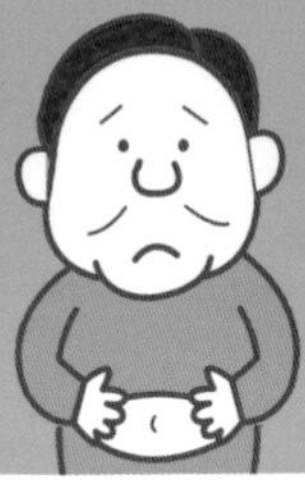

「不飽和脂肪酸」是重要脂肪，需要減少的是「飽和脂肪酸」

脂質是人體不可或缺的重要營養素，**不過我們該攝取的脂肪其實是「不飽和脂肪酸」，若是攝取過多的「飽和脂肪酸」則有害身體健康。**

飽和脂肪酸存在於椰子油、棕櫚油等植物油以及肉類的肥肉部分。攝取過多的飽和脂肪酸會增加壞膽固醇（LDL-C）。另一方面，不飽和脂肪酸是有益身體健康的油脂，可分為Omega-3脂肪酸、Omega-6脂肪酸以及Omega-9脂肪酸。人體無法自行合成Omega-3脂肪酸及Omega-6脂肪酸，必須透過飲食攝取。EPA（Eicosapentaenoic acid，二十碳五烯酸）、DHA（Docosahexaenoic acid，二十二碳六烯酸）皆屬於Omega-3脂肪酸，亞麻仁油、荏胡麻油都是富含Omega-3脂肪酸的油脂。Omega-6脂肪酸存在於玉米胚芽油、胡麻油、大豆油、葵花油等油脂中，可降低壞膽固醇（LDL-C），但攝取過量也會降低好膽固醇（HDL-C）。橄欖油、菜籽油的Omega-9脂肪酸只會降低壞膽固醇（LDL-C），不會減少好膽固醇（HDL-C）。

脂肪酸的種類

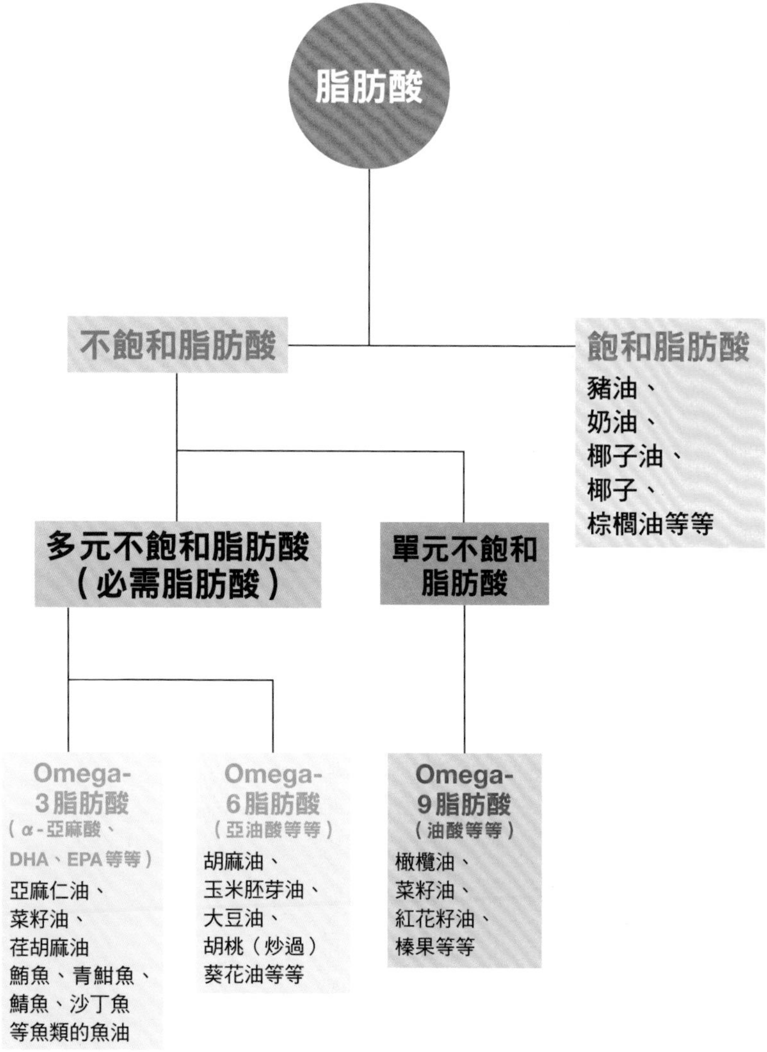
脂肪酸
不飽和脂肪酸
飽和脂肪酸
豬油、
奶油、
椰子油、
椰子、
棕櫚油等等
多元不飽和脂肪酸
（必需脂肪酸）
單元不飽和
脂肪酸
Omega-
3脂肪酸
（α-亞麻酸、
DHA、EPA等等）
亞麻仁油、
菜籽油、
荏胡麻油
鮪魚、青鮒魚、
鯖魚、沙丁魚
等魚類的魚油
Omega-
6脂肪酸
（亞油酸等等）
胡麻油、
玉米胚芽油、
大豆油、
胡桃（炒過）
葵花油等等
Omega-
9脂肪酸
（油酸等等）
橄欖油、
菜籽油、
紅花籽油、
榛果等等

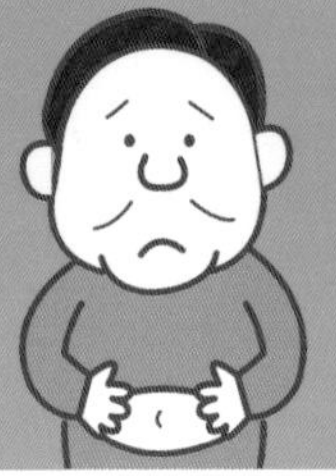

醣類攝取過量與三酸甘油脂過高有直接的關聯

日本SAPPORO啤酒公司曾進行「1000名20～60歲男性及女性的飲食習慣及醣類攝取市場調查」（監修：栗原毅）。根據這份調查結果，發現各個年齡層的日本女性每日攝取的醣類皆與同年齡層的男性相同，甚至比男性更多。一般都覺得男性大多吃大碗的米飯或拉麵，所以比女性更容易攝取過多醣類，容易有三酸甘油脂過高的傾向，但實際上並非如此。

男性每日的醣類攝取量建議不超過250g，而女性每日的醣類攝取量建議不超過200g，略少於男性。儘管如此，日本男性及女性的每日攝取的醣類都還是超標，可見醣類攝取過量的情況有多麼嚴重。**醣類攝取過量會直接導致三酸甘油脂的數值升高。**在這份調查中，50～59歲女性的平均每日攝取量更是達到413．75g，是建議攝取量的2倍以上。這個年紀的女性大多不必再為了孩子的大小事奔波勞累，也會想好好犒賞一下自己，而且平時自己一個人在家吃午餐，只想輕鬆打發也是無可厚非。**三酸甘油脂過高並不是中年男性的專利，其實就連女性也不惶多讓。**

50歲以上的人多有脂肪肝

●非酒精性脂肪肝疾病（NAFLD）

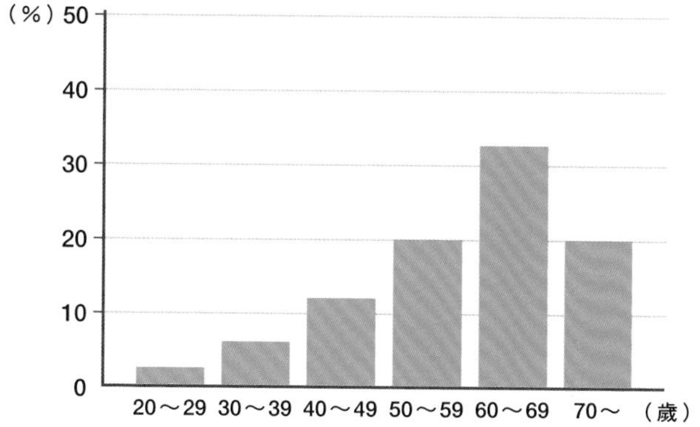

●女性荷爾蒙（雌激素）的分泌量（女性，年齡別）

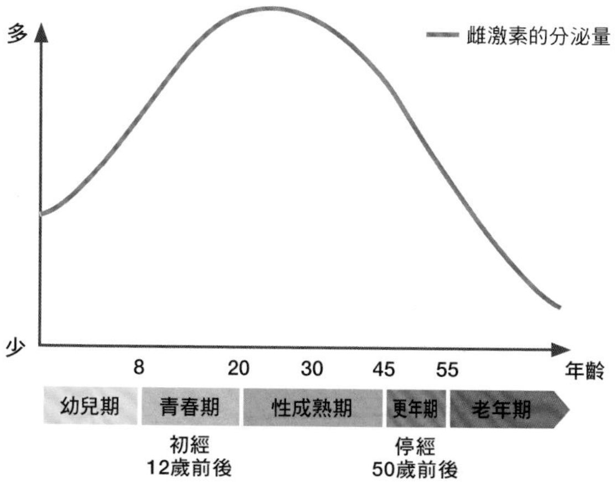

女性荷爾蒙自青春期到50歲之前會分泌旺盛。50歲以後有脂肪肝的人開始變多，就像在呼應女性荷爾蒙自50歲起便會開始減少。

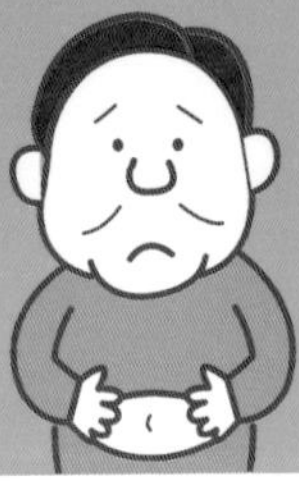

要減少醣類攝取量 就要多吃肉！

醣類會增加血液中的三酸甘油脂，然而肉類的含醣量非常低，300g的肉僅有1g的醣類，而一碗正常份量的米飯醣類則有55g，兩者之間的含醣量簡直是天差地遠。

如果想把每天的醣類攝取量控制在200g以下，吃肉肯定是更好的選擇。而且，減少醣類攝取量也有望降低血糖。肉類幾乎不含醣，先從肉開始吃的話，也不必擔心飯後血糖上升過快以及身體吸收熱量的速度太快。

此外，**在肉類的營養成分中，最具代表性的就是構成蛋白質的胺基酸。**實際上，肉類的胺基酸也比魚肉等海鮮的胺基酸更接近人體的胺基酸組成，可以更有效率地被人體吸收。胺基酸分成20種，其中9種是人體無法自行合成的必需胺基酸，而肉類正包含這9種必需胺基酸。胺基酸不僅能幫助人體形成強壯的肌肉，還是形成免疫細胞的重要材料，有助於強化肝功能。不只如此，胺基酸也能幫助舒緩情緒，有助於預防憂鬱症及認知症。

牛肉的部位及建議烹調方式

肩胛肉	蛋白質多，脂肪少。富含鮮味成分，適合用於咖哩、燉菜等料理。
肩胛里肌	該部位的活動量大，因此肉質比沙朗略硬。脂肪較多，容易形成霜降。適合用於壽喜燒。
肋眼	厚度十足，霜降的部分愈多就愈高級。適合用於壽喜燒、火鍋、牛排等料理。
沙朗	後腰脊部分的肉，與菲力並列為高級部位。形狀完整，可切成大小一致的肉排。牛排的代名詞。
胸腹肉	瘦肉與油脂層層相疊，又被稱為五花肉。脂肪含量高，帶有濃郁的鮮味。即燒肉中的牛五花。
腿肉	脂肪少，瘦肉多。適合不想吃肥肉的人。適合用於炙燒生牛肉片、英式烤牛肉。
臀肉	脂肪少，但肉質細緻軟嫩。常做成生食的韃靼牛肉或生牛肉片。牛臀肉牛排的特徵是肉質軟嫩。
菲力	一頭牛只能取下2條菲力，是牛肉中的高級部位。亦稱牛柳。該部位的活動量極少，因此肉質相當細緻軟嫩。

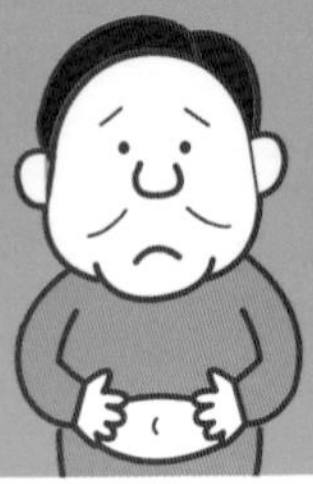

三酸甘油脂與膽固醇過多或過少都不行

以前都認為三酸甘油脂與膽固醇就是造成生活習慣病的罪魁禍首，但其實這個觀念大錯特錯。**膽固醇及三酸甘油脂都是體內極為重要的物質，身體要健康就絕不能缺少這兩種物質。**

不過，膽固醇及三酸甘油脂過多的確會危害身體健康。膽固醇及三酸甘油脂會儲存在肝臟或肌肉，再經由血液運送到所需的部位。所以一旦膽固醇及三酸甘油脂過多，就會讓血液中的膽固醇及三酸甘油脂的濃度變高，使血液變濃稠。血液濃稠就無法順利流動及運送物質，血液及血管的狀態都會受到影響，進而發展成動脈硬化或脂肪肝等生活習慣病。

也就是說，**三酸甘油脂及膽固醇過多或過少都會危害身體健康。**今時不同往日，現在的人已經不太會因為脂質不足而影響身體健康。當三酸甘油脂過高造成血脂異常，就代表血液已出現脂質過量的情況。

血液中的脂質增加，造成血脂異常

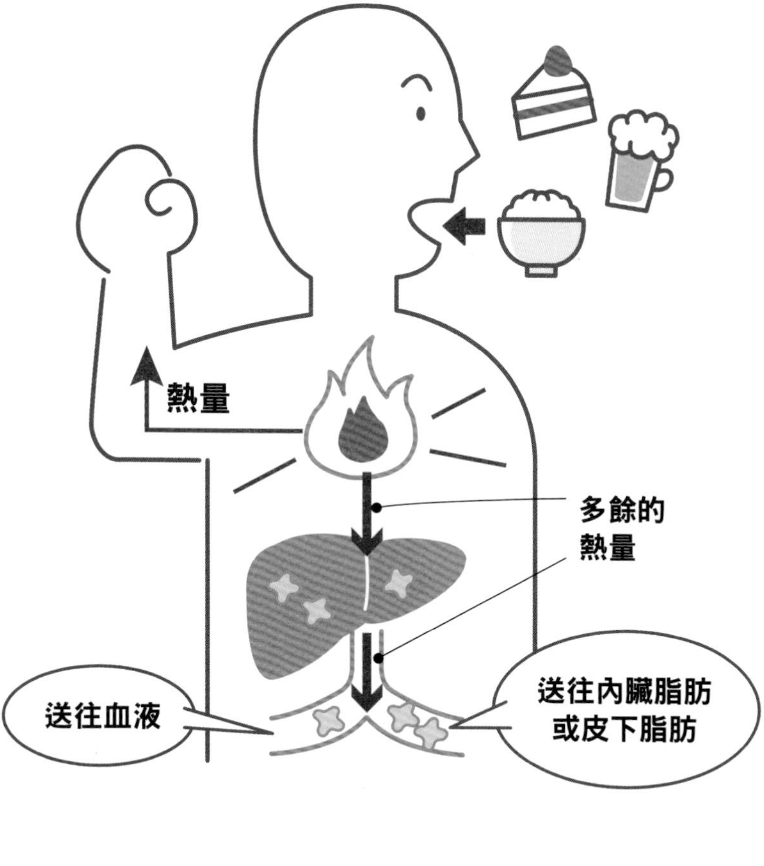

食物進到體內以後，三酸甘油脂及膽固醇就會透過血液運送到所需部位，但是血液一旦變濃稠就無法順利流動，血液及血管的狀態都會受到影響，進而發展成動脈硬化、脂肪肝等生活習慣病。

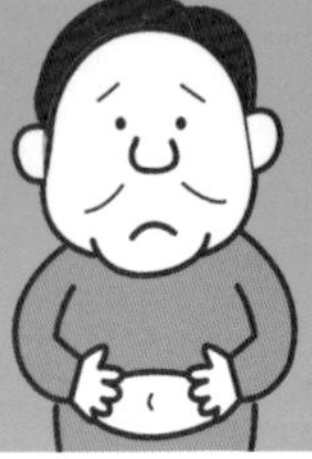

脂肪肝一旦惡化，可能引起危及性命的大病

如果是身體健康的人，通常肝臟中都會有3～5%的三酸甘油脂。飲食習慣不良**會讓體內囤積過多的三酸甘油脂，當肝臟中的三酸甘油脂超過20%時，就會被診斷為脂肪肝。**這是非酒精性脂肪肝疾病的前一個階段。

當脂肪變得更多以後，此時的肝臟長得就像法式料理中的肥肝。只看血檢數據可能還不會發現，但只要進行腹部超音波檢查，就會非常清楚有沒有脂肪肝。脂肪肝在超音波的影像上會顯得比較明亮，所以又被稱為「光亮肝（bright liver）」，而這個稱呼當然不是在稱讚肝臟的狀態很好。脂肪肝會導致肝功能下降，最後可能會演變成肝炎。

而且一旦演變成肝硬化、肝癌，恐怕就會危及性命。**脂肪肝不只可能演變成肝炎，也與糖尿病、心肌梗塞、腦梗塞、高血壓等嚴重的生活習慣病密切相關。**注意自己有沒有三酸甘油脂過高，及早在脂肪肝的階段進行改善，才是預防生活習慣病的最好辦法。

三酸甘油脂囤積在肝細胞的過程

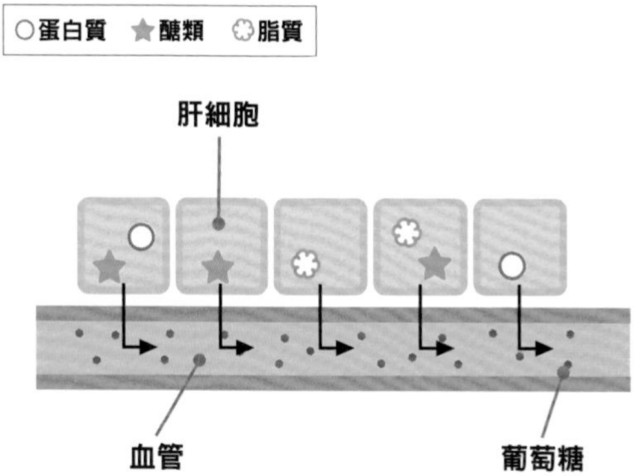

1

攝取醣類、蛋白質、脂質等營養以後，這些營養就會被轉變成方便身體組織運用的形式，並且釋放到血液中。

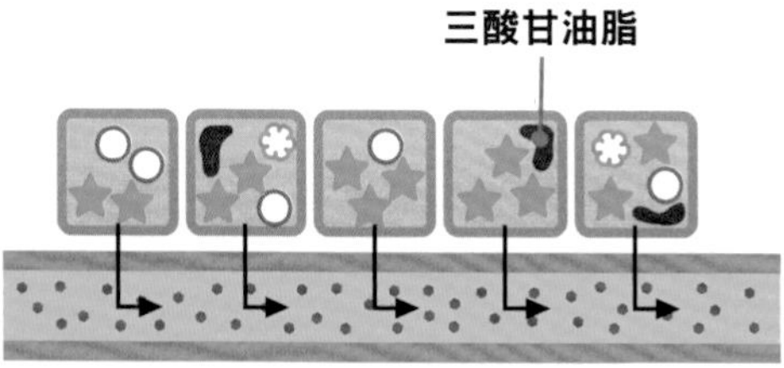

2

當攝取的營養成分超過身體所需量時，這些營養成分會轉變成三酸甘油脂，並且儲存在細胞之中。儲存起來的三酸甘油脂會在必要時轉變成營養素，提供給身體的細胞使用。

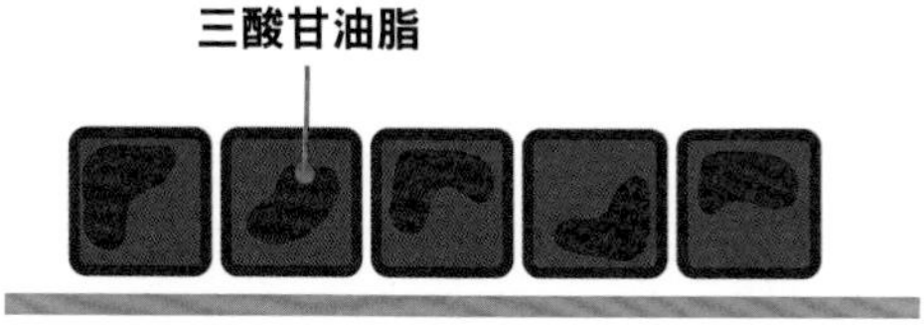

3

一旦攝取的營養成分（主要是醣類）過多，三酸甘油脂就會愈來愈多。

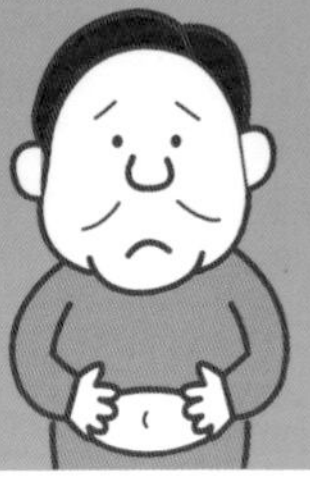

堆積在肌肉裡的脂肪難以察覺

前面介紹三酸甘油脂過多會導致生活習慣病，而在三酸甘油脂形成的脂肪當中，最具代表性的就是位於皮下組織的皮下脂肪，以及分布在腸繫膜之間的內臟脂肪。這兩種脂肪不只是造成動脈硬化的危險因子，更會妨礙胰島素發揮作用。當脂肪囤積在其他不應該囤積的部位時，就會被稱為異位性脂肪，也就是所謂的第三脂肪。形成脂肪肝的脂肪也是一種異位性脂肪。皮下脂肪或內臟脂肪過多時，身體會出現肥胖的表現，而異位性脂肪的棘手之處就在於難以透過肉眼發現。**異位性脂肪不只存在於肝臟，也存在於心臟、胰臟等內臟器官。不僅如此，現在更發現異位性脂肪也會囤積在肌肉之中。**

我將囤積異位性脂肪的肌肉稱為脂肪肌。脂肪肌通常位於肌肉組織的深處，不僅看不出來，其中的脂肪更是難以消除。

也有研究結果證明只要連續3天攝取高脂肪的飲食，體內的脂肪肌就會增加，尤其體力不佳以及活動量不足的人更容易形成脂肪肌。

連續3天攝取高脂肪的飲食，脂肪肌就會增加

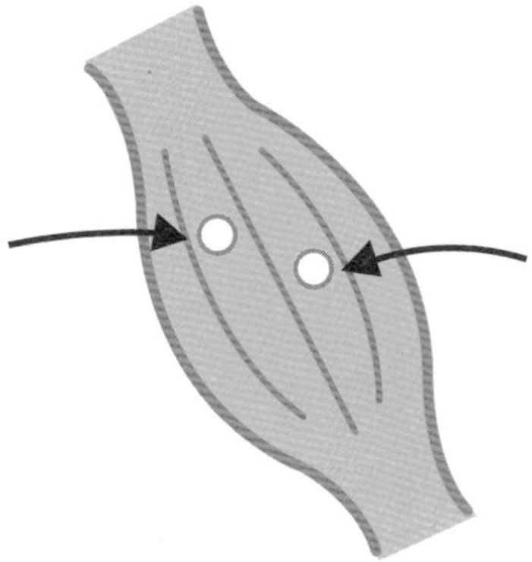

健康的肌肉

肌肉可將醣類轉變成脂肪並且儲存於肌肉。血糖太高時，肌肉會積極吸收血液中的醣類，使血糖下降。

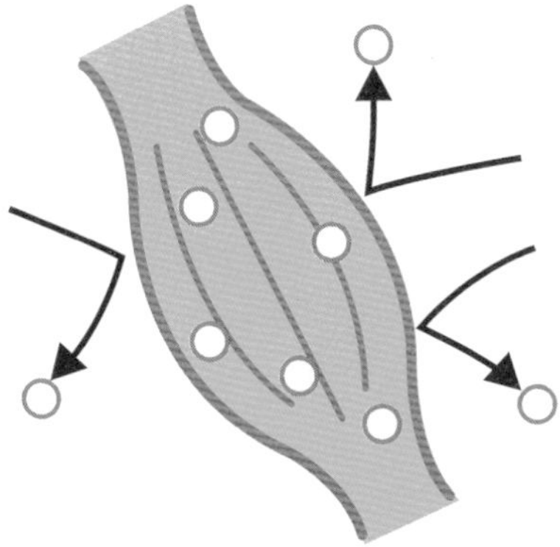

脂肪肌

脂肪肌中已含有大量脂肪，沒有更多的空間可容納血糖轉換後的脂肪，因此無法讓血糖下降。

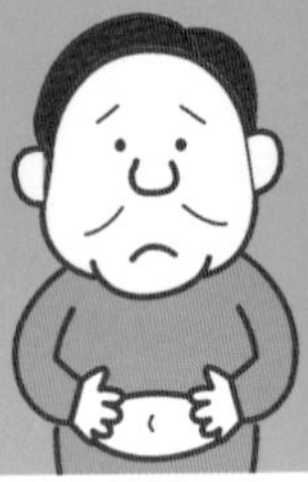

測量並計算自己的肥胖程度

三酸甘油脂過高不僅會造成肥胖，還會影響血糖及血壓，增加血管疾病、生活習慣病的風險。請各位先來確認自己的肥胖程度。**ＢＭＩ（身體質量指數）是一項以身高及體重計算的數值，可用來衡量肥胖程度，計算公式為【ＢＭＩ＝體重（kg）÷身高（m）÷身高（m）】。**

另外，也別忘了測量以肚臍為基準的腰圍。**日本建議的腰圍標準為男性應低於85公分，女性腰圍應低於90公分。若超過此標準，就會增加心血管疾病、生活習慣病的風險。**女性腰圍標準比男性寬鬆5公分是因為就生物學的角度而言，女性會比男性更容易囤積皮下脂肪。（譯註：台灣建議成年男性腰圍以90公分、女性腰圍則以80公分為標準）。

捏住手臂時能跟皮膚一起捏起來的就是皮下脂肪，而囤積在腹部內臟周圍的則是內臟脂肪。其中，**內臟脂肪比皮下脂肪更危險**，假如沒辦法輕鬆捏起肚皮，就代表腹部的內臟脂肪多於皮下脂肪，是非常糟糕的情況。

BMI指數與肥胖程度

BMI＝體重（kg）身高÷（m）÷身高（m）

狀態	BMI
體重嚴重過輕	小於16
體重過輕	16≦BMI＜17
體重輕微過輕	17≦BMI＜18.5
體重正常	18.5≦BMI＜25
體重過重	25≦BMI＜30
肥胖I級	30≦BMI＜35
肥胖II級	35≦BMI＜40
肥胖III級	大於40

*根據WHO（世界衛生組織）定義的肥胖程度基準

以身高170公分、體重80公斤的人為例，其BMI為【80÷1.7÷1.7＝27.68】，屬於體重過重。BMI超過30的人會增加得到生活習慣病的風險。

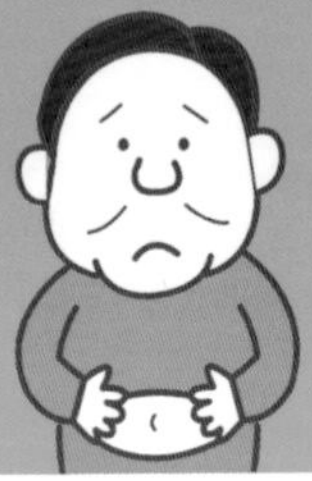

許多人即使身材苗條，三酸甘油脂依然嚴重超標

在許多人的印象中，好像只有中年發福的男性才會有三酸甘油脂過高的問題。不過，事實上並非如此，**其實就連許多年輕女性或是身材苗條的人也有重度的三酸甘油脂過高問題。**

為了身體健康而努力減肥當然不是壞事，但如果只是一味減少熱量攝取的話，可能會造成反效果。因為，我們會為了減少攝取熱量而控制蛋白質及脂肪的攝取量。但**減肥最應該控制的並不是熱量，而是醣類的攝取量。**

蛋白質攝取不足會導致肌肉流失，體重雖然會因此下降，但是同時也讓身體感到危機出現，反而促使身體囤積更多的脂肪，造成三酸甘油脂過高。

另外，也有統計數據指出許多人為了減肥而不吃早餐。不吃早餐等於從前一天的晚餐結束後有長達15個小時以上的時間不再進食，此時身體會產生飢餓感，哪怕只攝取一點點的醣類，身體也會將它轉換成脂肪並且儲存起來，結果就導致體內的三酸甘油脂愈來愈多。

降低三酸甘油脂除了減醣以外還可以這麼做

改變飲食習慣及生活習慣

●調整飲食習慣，1日3餐只吃8分飽，每一餐的營養都要均衡

●把主菜從肉改成魚

魚貝類可有效降低三酸甘油脂，建議愛吃肉的人試著把主菜的肉改成魚肉。

●多攝取膳食纖維

海藻、香菇、蔬菜等食物富含膳食纖維，可抑制身體吸收醣類或脂質。

●適量飲酒

每週至少1～2天不攝取含酒精飲料，每次攝取的清酒不超過180毫升、啤酒不超過500毫升、威士忌不超過1玻璃杯。

●減少攝取油脂類，選用優質油品

●少吃油炸食物。多攝取富含DHA、EPA的魚類，以及富含Omega-3脂肪酸的亞麻仁油、荏胡麻油等油品

●增加運動量

運動量不足的人建議每天做30分鐘的健走或游泳等有氧運動。覺得做完30分鐘的運動很辛苦的話，一開始也可以先目標完成10分鐘，再慢慢增加運動時間。

脂肪肝是日本國民病，每4人就有1人罹患

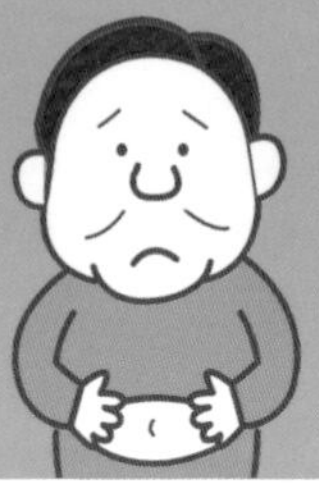

日本全國大約有３０００萬人得到脂肪肝，等於每４人之中就有１人有脂肪肝。肝臟的健康出現狀況幾乎都是因為脂肪肝，若是輕忽脂肪肝對身體的影響，就有可能形成肝炎，也就是肝臟發炎。肝臟會努力修復受損的細胞，但如果受損的細胞太多，肝臟便來不及修復。若是一直重複這樣的過程，肝臟的組織就會漸漸纖維化，慢慢變硬。這樣的狀態被稱為肝硬化，最後則可能演變成肝癌。

肝臟之所以被稱為沉默的內臟器官，就是因為我們幾乎不會發現肝臟其實一直在默默修復受損的細胞，而持續維持著不良的生活習慣。**當身體特別疲倦、血糖的數值比之前高、感覺出現一些不同以往的情況時，我們的肝臟可能早已發炎或演變成肝硬化。**

肝臟具有再生的能力，但最重要的是我們必須在這份能力尚未消失之前察覺並改善肝臟的狀態。

脂肪肝的肝細胞

●健康的肝臟

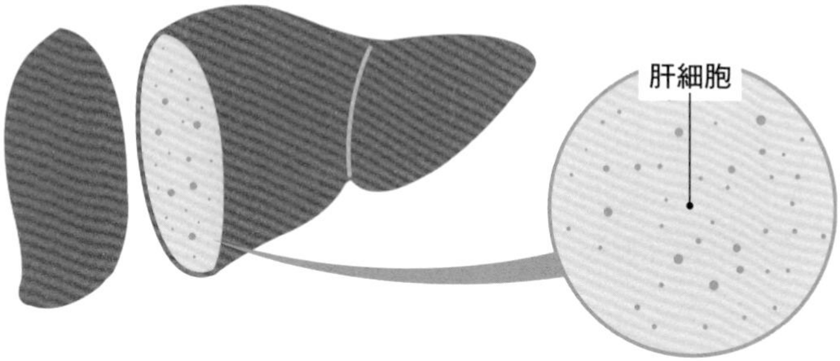

●脂肪肝

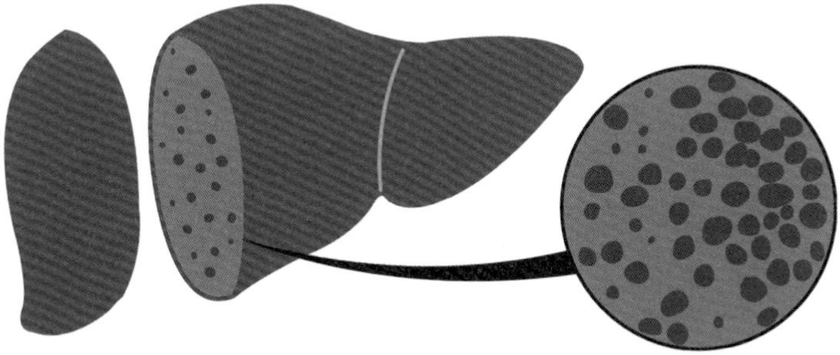

健康的肝臟大約有2～3%的三酸甘油脂，但如果持續攝取過多的醣類，三酸甘油脂就會愈來愈多。一旦肝臟中的三酸甘油脂超過30%，就會形成脂肪肝。在腹部超音波影像中，脂肪肝會呈現銀白色的影像。

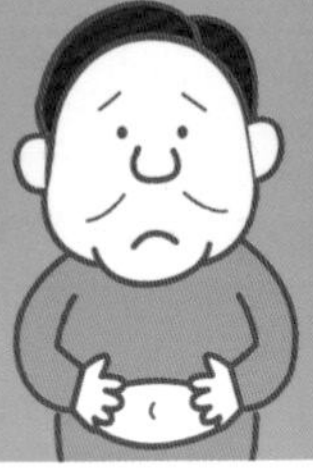

血液中的脂質之一 就是膽固醇

膽固醇是血液中的脂質之一，膽固醇過低或過高都算是血脂異常。

人體大約有60兆個細胞，而膽固醇是構成細胞膜或神經細胞的材料之一。**如果體內的膽固醇不足，不只細胞膜會變薄，神經細胞也會無法成長。**除此之外，膽固醇還是合成激素或膽汁酸的材料，激素與身體機能的調節有著密切的關連性，而膽汁酸則是消化及吸收食物的膽汁重要成分。一旦身體無法順利合成激素，調節血壓、體溫等身體機能都會受到影響；一旦膽汁分泌不足，則會影響消化及吸收的功能，造成腸胃負擔。

過去，我們都將高密度脂蛋白膽固醇（HDL-C）稱為好的膽固醇，將低密度脂蛋白膽固醇（LDL-C）稱為壞的膽固醇，並視之為動脈硬化等疾病的罪魁禍首。但是最近已經發現真正危害身體的其實是被活性氧化物氧化後的低密度脂蛋白膽固醇，也就是氧化低密度脂蛋白膽固醇。

可抑制膽固醇氧化的食材

推薦的食材	
黃綠色蔬菜	● β-胡蘿蔔素（胡蘿蔔、小松菜、山茼蒿等） ● 維生素E（南瓜、菠菜、韭菜等） ● 維生素C（青椒、豌豆等） ● 茄紅素（番茄等） ● 多酚（黃麻菜、青花菜等）
魚肉	● 秋刀魚、鯖魚、沙丁魚等
大豆、大豆製品	● 納豆、味噌、豆腐、豆漿等
海藻類	● 昆布、海帶芽、和布蕪（海帶芽的根部）、海蘊等
有黏液的食物	● 芋頭、山藥、秋葵等
蔬菜、菇類	● 根莖類蔬菜（牛蒡、蘿蔔等） ● 葉菜類蔬菜（高麗菜、萵苣、花椰菜等） ● 菇類（香菇、鴻喜菇、金針菇、杏鮑菇等）

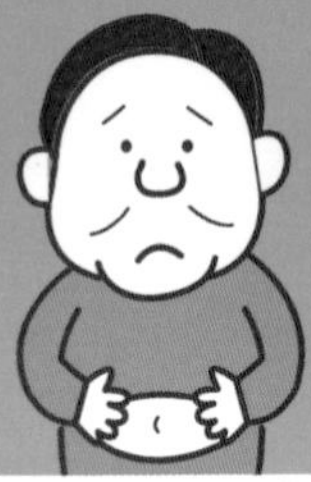

高密度膽固醇與低密度膽固醇之間的平衡很重要

以前只要一聽到「膽固醇」這三個字，大家就會皺起眉頭，說它是危害身體健康的壞東西。但隨著膽固醇的真實面貌被一一揭曉以後，我們對膽固醇也有了比較正確的認識。膽固醇本是合成細胞膜及神經細胞的材料，是人體不可或缺的重要物質。同時，也是調節身體機能的激素以及膽汁的成分。

許多人都覺得油脂豐富的牛排、雞蛋、章魚、花枝等食物含有許多膽固醇，但其實愈是避免攝取這些食物，通常都會攝取更多的醣類，也容易得到脂肪肝。

低密度脂蛋白膽固醇（LDL-C）過多時，多餘的膽固醇就會氧化並造成動脈硬化，是危害身體健康的壞膽固醇。高密度脂蛋白膽固醇（HDL-C）則可吸收血液中多餘的膽固醇，因此被稱為好的膽固醇。

高密度脂蛋白膽固醇（HDL-C）與低密度脂蛋白膽固醇（LDL-C）的平衡很重要。**只要高密度脂蛋白膽固醇比低密度脂蛋白膽固醇更佔優勢，那麼就算總膽固醇稍微偏高，也不會有什麼問題。**

血脂異常症的種類

血脂異常症的診斷標準（空腹抽血）

低密度脂蛋白膽固醇（LDL-C）	140mg/dℓ以上	高LDL-膽固醇血症
	120～139mg/dℓ	臨界高LDL-膽固醇血症
高密度脂蛋白膽固醇（HDL-C）	低於40mg/dℓ	低HDL-膽固醇血症
三酸甘油脂（TG）	150mg/dℓ以上	高三酸甘油脂血症
非高密度脂蛋白膽固醇（Non-HDL-C）	170mg/dℓ以上	高Non-HDL-膽固醇血症
	150～169mg/dℓ	臨界高Non-HDL-膽固醇血症

參考資料：「動脈硬化性疾病預防指引2017年版」（日本動脈硬化學會）

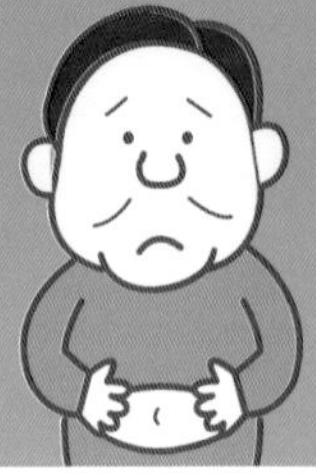

血脂異常加上高血壓會加速動脈硬化的危機

三酸甘油脂過多所引起的血脂異常，是與動脈硬化息息相關的心絞痛、心肌梗塞或腦梗塞等疾病的重大危險因子。所謂的危險因子指的是引起疾病或導致疾病惡化的因素。

也有研究報告指出，**與不具備任何一項危險因子的人相比，具備任何一項危險因子的人發生心絞痛或心肌梗塞的危險度是5・1倍。**這些疾病的危險因子不光只有血脂異常，還包括高血壓、糖尿病、肥胖等。若具備任2項危險因子，危險度將增加到9・7倍；若具備3～4項危險因子，危險度則一舉躍升至31・3倍。

其中，高血壓是與血脂異常並列的重大危險因子，一旦同時具備這2項問題，就會加速動脈的硬化程度。

千萬不可輕視三酸甘油脂，以為三酸甘油脂過高只不過是讓人變胖而已。平時就應該注意自己的飲食習慣等等，盡可能降低三酸甘油脂。

引起動脈硬化的血脂異常

健康的血管

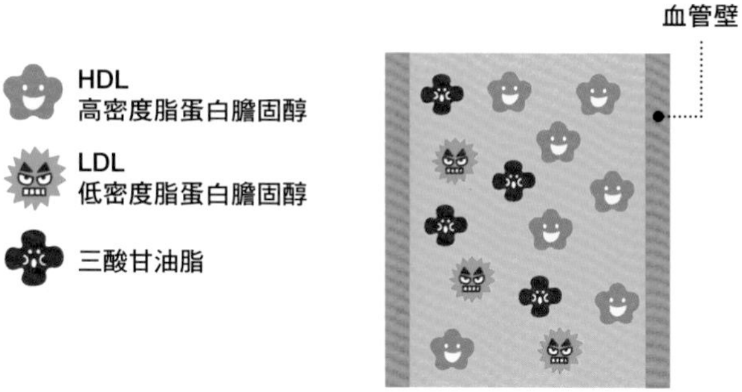

HDL-C、LDL-C及三酸甘油脂均勻地分布於血液，隨著血液在血管中流動。

血脂異常的血管

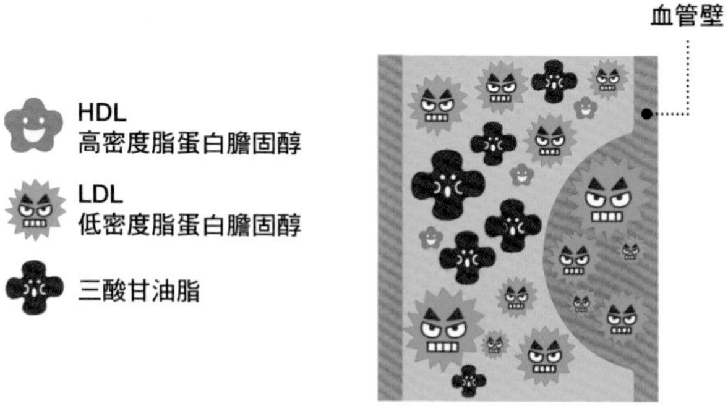

三酸甘油脂過多，HDL-C就會減少，LDL-C則會增加。多的LDL-C會進入血管壁，成為動脈硬化的原因。

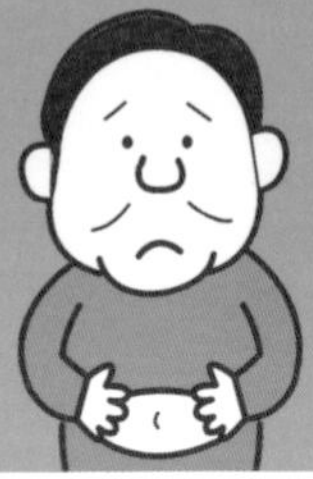

定期做健康檢查，確實掌握身體現況

三大生活習慣病分別是高血壓、糖尿病及血脂異常。一旦得到這些疾病，血液及血管的狀態就會變糟，也會引發心肌梗塞或腦梗塞等血管疾病。這些血管疾病也許需要經過10年、20年才會形成，但因為毫無自覺症狀，都是等到真正發作時才會讓人察覺，所以是非常可怕的疾病。

上班族可能還會定期進行一般健康檢查，但如果是自營業者或退休人士等等，就比較容易疏忽定期做健康檢查。不論如何，還是得透過健康檢查，來掌握自己的健康狀態。

而且既然**做了健康檢查，就要能理解檢查的結果，否則就沒有任何意義。想要及早發現自己有哪些疾病，就要好好了解健康檢查的結果。**

左頁列出了三大生活習慣病的相關數值，請各位參考這張表格，來對照自己的健康檢查結果。

三大生活習慣病的標準值

疾病		診斷標準
高血壓		收縮壓 140mmHg以上 或 舒張壓 90mmHg以上
糖尿病		空腹血糖值 126mg/dℓ以上
糖尿病		糖化血色素 （HbA1c）6.5%以上
血脂異常症	高LDL-膽固醇血症	低密度脂蛋白膽固醇 （LDL-C）140mg/dℓ以上
血脂異常症	低HDL-膽固醇血症	高密度脂蛋白膽固醇 （HDL-C）40mg/dℓ以下
血脂異常症	高三酸甘油脂血症	三酸甘油脂（TG） 150mg/dℓ以上

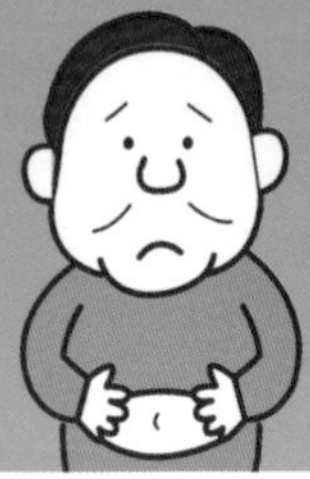

三酸甘油脂過高就容易得到危及性命的疾病

「三酸甘油脂過多、肥胖過重就是生病嗎？太胖會怎麼樣嗎？」

三酸甘油脂過多確實不能算是生病。以專業用語來說，三酸甘油脂過多只算是未病，也就是日後很有可能發展成疾病的階段。

然而，只要有肥胖的問題，就很有可能發生腦梗塞。肚子的肥肉跟腦部有什麼關係呢？肥胖會增加腦梗塞、腦出血、心肌梗塞、心臟衰竭等疾病的風險，這些疾病都非常可怕，一旦發作就會有性命之憂。

所以，減少體內的三酸甘油脂是一件非常重要的事。只要做得到這一點，就能確實預防生活習慣病。

為此，我想特別傳授以下這三招給各位參考。

- **實踐減醣10％的「微減醣瘦身」**
- **藉由簡單的運動習慣減少三酸甘油脂，增加身體的肌肉量**
- **改善生活習慣，減少壓力**

改善肥胖、血脂異常可以這麼做

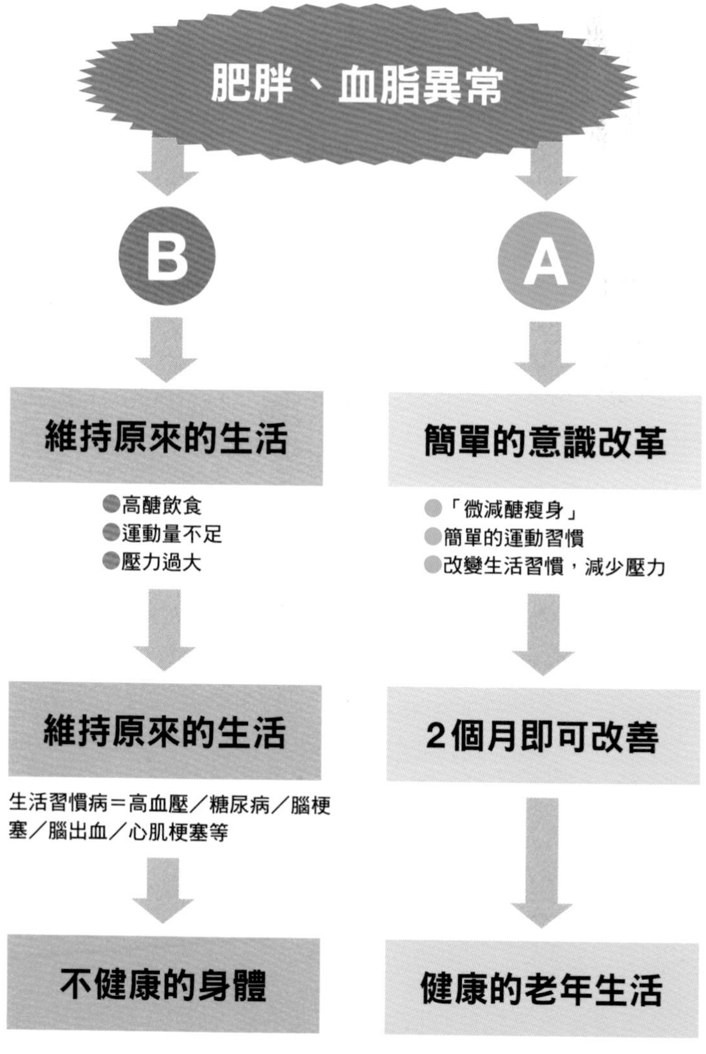

Column

生活習慣不良
造成肥胖的男性比例持續增加！

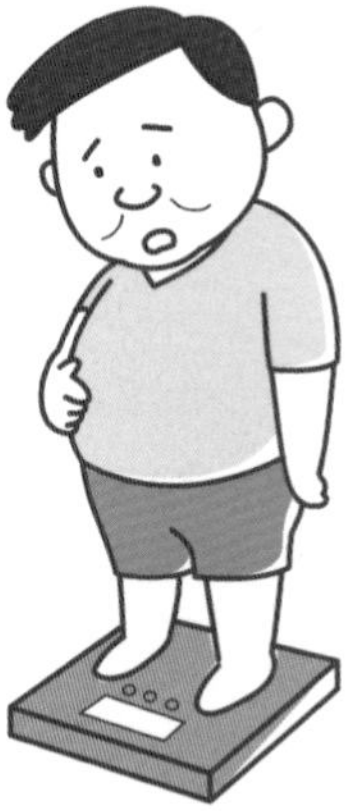

有一份關於肥胖比例的驚人數據。1980年的男性肥胖比例為18%，2010年已經增加到30%，足足多了10個百分點以上。假如只看40～49歲的數據，肥胖比例更是達到36%！50～59歲的人也高達38%有肥胖問題。男性的抽菸比例已下降，平均壽命也比以前長，然而只有肥胖的比例還在增加。這是我們必須面對的現實問題。**肥胖與三酸甘油脂過多有直接的關聯。**請各位看看自己的周圍，應該有不少肥胖的人吧。那麼各位自己呢？肚子是否捏得起一圈肥肉？有沒有囤積許多三酸甘油脂呢？**三酸甘油脂過多的原因就在於生活習慣不佳。**尤其是飲食習慣不好的人多半有三酸甘油脂過高的問題。

章 2 章

降低三酸甘油脂的飲食妙招

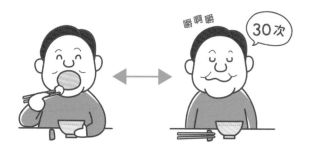

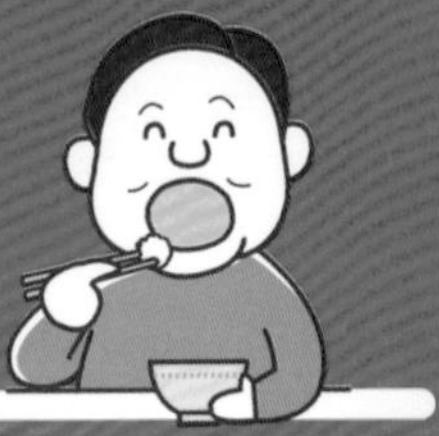

控制熱量是其次，減肥更應該要控醣

從結論來說，我贊成要限制醣類的攝取量。不過，我非常反對「1天只能攝取30g醣類」之類的極端減醣做法。這樣做不僅會造成營養失衡，就算瘦下來也可能復胖，讓人胖得更不健康。

我認為控制醣類的攝取量比控制熱量更重要，這樣我們才能在減肥的同時繼續吃自己喜歡的食物。假如要嚴格控制熱量，那麼「霜降牛排」、「黑鮪魚的大腹肉」、「飽含肉汁的漢堡排」、「培根起司蛋包飯」、「美乃滋&沙拉醬」等美食都要列入禁食清單。這些美食都不能吃的話，豈不是太折磨人了？我個人建議的醣類攝取量為男性每日200～250g，女性則是200g左右。只要稍微改變飲食的意識，想要達到這個標準並不困難。我將這樣的方式稱為**「微控醣瘦身」**。

實際上，斤斤計較每天究竟攝取了多少克的醣類並不重要。碳水化合物的食物是最具代表性的含醣食物，我們只需要習慣少吃一點碳水化合物的食物就足夠了。

極端的控醣會造成反效果

採用極端的減肥法導致醣類攝取不足時，不僅有可能造成低血糖症，也會對身心造成各種負面影響。減肥過程中若出現以下的症狀，一定要重新調整自己的飲食方式。

- **為了一點小事而煩躁**
- **極度嗜甜**
- **白天昏昏欲睡**
- **容易疲累**
- **怎麼睡都睡不飽**
- **反覆暴飲暴食或厭食**
- **無法判斷事物**
- **覺得做新的工作很麻煩**
- **無法應付業績等壓力**
- **慢性頭痛**
- **腸胃虛弱**
- **出現過敏症狀**
- **容易忘東忘西**
- **有時出現幻聽或幻覺**

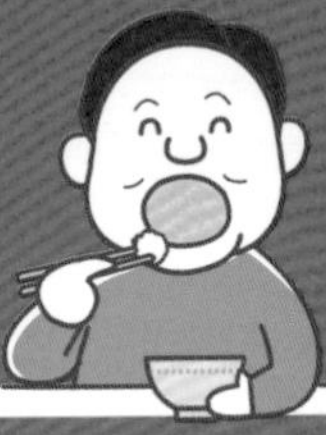

降低三酸甘油脂的祕訣不是忍耐而是習慣

我接下來要介紹透過日常飲食降低三酸甘油脂的祕訣。通常一聽到「改善飲食習慣」、「減肥減重」，就會讓人聯想到「忍耐再忍耐」或「淡然無味的醫院餐」。不過，如果是按照我建議的**「微控醣飲食」**，那就不需要拚命地忍耐，也不必吃淡然無味的食物。不但可以正常吃肉、吃蛋、喝酒，想吃巧克力也沒問題，是一種非常有彈性的「不忍耐微控醣飲食法」。而且，只要實行2個月就能看見效果。持續進行以後，不僅會發現血糖在不知不覺間下降，還具有體重變輕、三酸甘油脂減少等減肥效果。

微控醣飲食的重點就在於**習慣選擇不會讓飯後血糖飆高的食物。**做菜時若能改用左頁下方表格中的食材，就算想做日式燒肉、唐揚炸雞、豬肉火鍋或起司蛋包飯也不必有所顧慮，可以盡情地大快朵頤。

養成吃飯時先吃蔬菜、細嚼慢嚥、主食最後吃、只吃八分飽、飯後運動等習慣的話，效果也會更好。

高醣食物與低醣食物

高醣食物

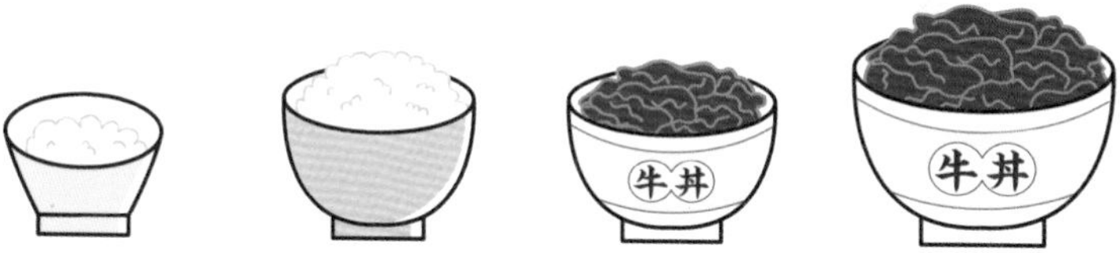

白飯一碗 55g　大碗白飯 80g　牛肉蓋飯 95g　大碗牛肉蓋飯 120g

食物	醣類（g）
吐司1片	27
烏龍麵	52
拉麵	65
麵線	70
小顆馬鈴薯1顆	16
中顆地瓜1/2顆	30
長崎蛋糕1片	31

食物	醣類（g）
銅鑼燒1個	55
洋芋片1包	30
草莓鮮奶油蛋糕1塊	15
蘋果1顆	35
梨子1顆	26
葡萄5顆	11
香蕉1條	21

低醣食物

食物	醣類（g）
和牛100g	0～0.6
豬肉100g	0～0.3
雞肉100g	0～0.2
蛋	0
生魚片100g	0～0.5
鮪魚罐頭	0.1

食物	醣類（g）
草蝦10g	0.3
高麗菜葉1片	1.5
花椰菜1朵	1.2
洋蔥1顆	1.3
番茄1顆	7.4

不必斤斤計較每天攝取的醣類是否超過200g，只要隨時記得減少飯量、麵量，多吃一點肉、魚、蔬菜，自然就會減少醣類的攝取量。

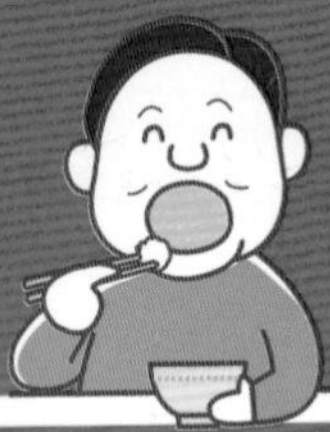

理想的三餐比例是早：中：晚＝3：4：3

各位都是如何分配自己的三餐比例呢？據說早餐是江戶時代的庶民一天當中最重要的一餐，早餐必須攝取足夠一整天消耗的熱量，才有力氣幹活。不過，現代的日本人大多早餐吃得少，晚餐才是一天三餐中的重頭戲。大概是因為從前的日本人習慣等一家之主工作回家後，全家人再一起坐下來吃一頓豐盛的晚餐，所以才會有這樣的影響。不過，如今「個食」的飲食型態興起，即使是住在一起的人，可能也各吃各的晚餐，不一定要坐在一起吃同一桌菜，並不需要拘泥於傳統的用餐模式。新冠肺炎的流行也發展出許多防疫措施，其中遠距上班的形式已經非常普及，或許這也會再衍生出更新的飲食型態。

我提倡的三餐比例是**早餐：午餐：晚餐＝3：4：3。這個比例的重點在於早餐要盡量多吃一點，晚餐則是少量、簡單就好。**如果三餐比例是早餐：午餐：晚餐＝1：4：6的人，請務必重新調整。

理想的三餐比例範例

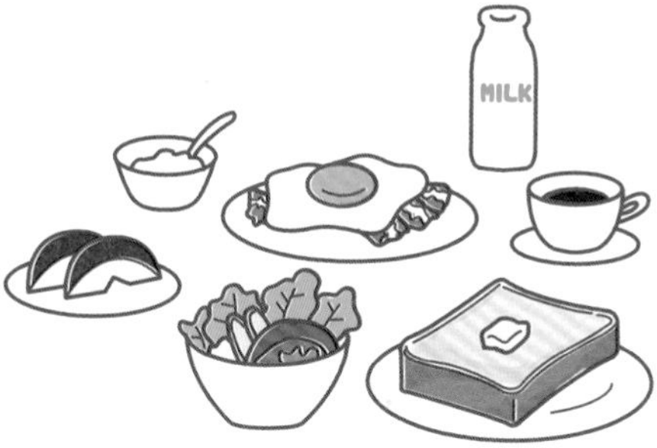

早餐【3】

- 培根煎蛋
- 吐司1片
- 優格
- 牛奶
- 小份沙拉
- 水果
- 黑咖啡

盡量多攝取蛋白質及乳製品。黑咖啡有助調節自律神經。

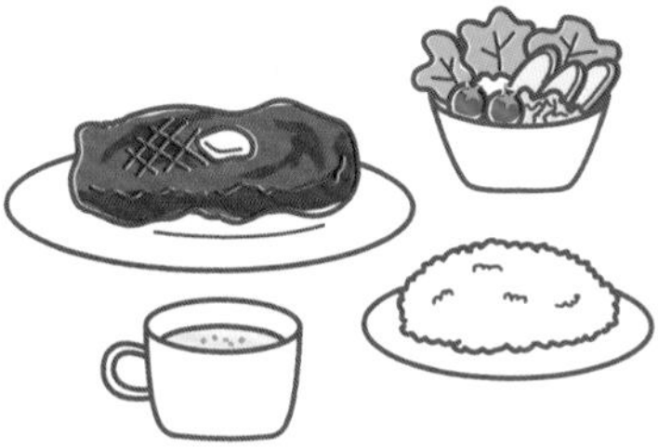

午餐【4】

- 牛排
- 米飯
- 沙拉
- 湯

午餐吃牛排，是一天中最豐盛的一餐。

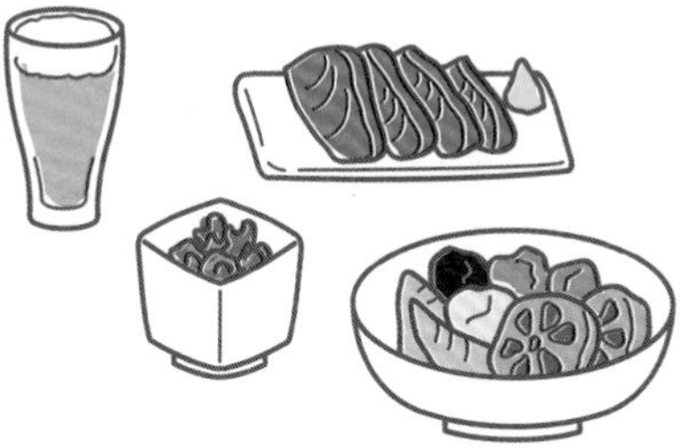

晚餐【3】

- 涼拌菜
- 生魚片
- 燉菜
- 啤酒

晚餐不吃米飯，但可以來一杯酒。盡量愈簡單愈好。

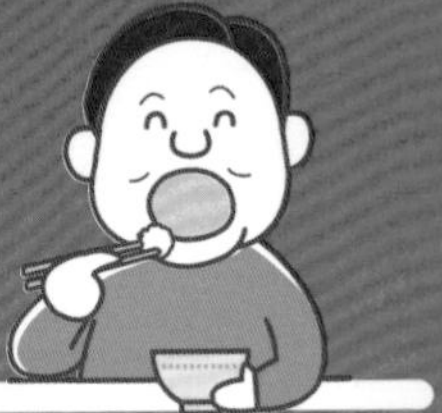

理想的早餐要攝取足夠的蛋白質並補充蔬菜

根據日本厚生勞動省的調查結果，發現竟然每4個人就有1個人不吃早餐。

不吃早餐會導致低血糖，讓人沒辦法集中注意力。而且，身體處在飢餓狀態下就更容易瘋狂吸收下一餐的養分。**這也是不吃早餐非但瘦不下來反而還會變胖的原因所在。**

不過，就算是習慣吃早餐的人，早餐的內容大多也是吐司配果汁，都是造成體內三酸甘油脂過高的ＮＧ食物。

理想的早餐應該要包含火腿煎蛋、優格、小份蔬菜沙拉、牛奶、麵包及黑咖啡。**只要攝取足夠的肉、蛋、乳製品等蛋白質，補充蔬菜，再把麵包換成全麥麵包或黑麥麵包**，那就是一份完美的早餐。而且，準備這些食物也不會花太多時間與精力。如果是習慣吃日式早餐的人，可以考慮吃鹽漬鮭魚加上半熟蛋、海苔、少量的米飯、味噌湯與小份蔬菜沙拉。這一份早餐看起來就和日式旅館提供的早餐一模一樣。前面提到的煎蛋、優格等西式早餐也是飯店或咖啡廳會供應的早餐內容。

日式旅館的早餐最理想

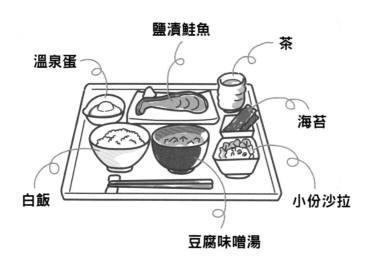

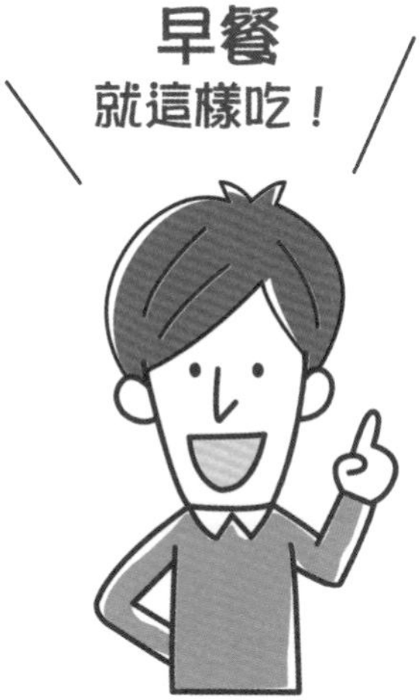

小碗、中碗、大碗蓋飯的含醣量竟然差這麼多！

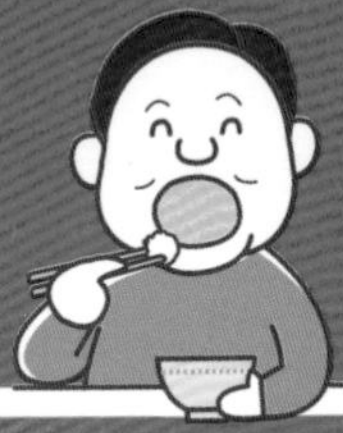

希望各位在外食點餐的時候都要習慣加上一句「飯少一點」。沒把飯吃完不但讓人覺得有點浪費，站在減少廢棄食材的觀點來看，也應該盡量避免這樣的行為。以日本某牛肉蓋飯連鎖店為例，一碗正常份量的牛肉蓋飯大約有260g的白飯，而大碗的白飯則有320g，可見一碗牛肉蓋飯的白飯份量就比正常一餐的飯量多了不少。假如點的還是大碗牛肉蓋飯的話，那一次攝取的白飯就是2餐以上的份量。其實不止這間連鎖店，大部分日式蓋飯的飯量都不容小覷。午餐選擇吃豬排蓋飯、炸蝦蓋飯、海鮮蓋飯等確實比較方便，但還是建議各位盡量少吃一點。

如果是在家裡吃飯的話，就請把飯量減少到以往的9成。若是不把飯碗裝到全滿就會感到空虛，那麼就請換成小一點的碗。只要每天都固定吃少一點，久而久之一定會漸漸習慣。

另外，**把白飯換成糙米飯或五穀飯還可以減少醣類攝取量。**不僅如此，糙米飯或五穀飯的醣類吸收速度也比較慢，不會讓飯後血糖上升得太快。

飯量與含醣量

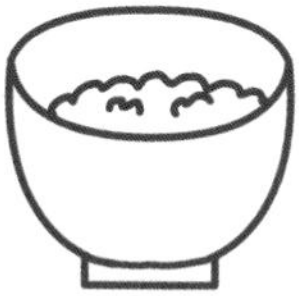

1碗量少白飯
100g／**含醣量37g**

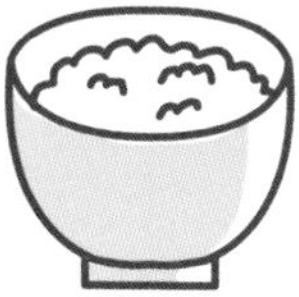

1碗白飯
150g／**含醣量55g**

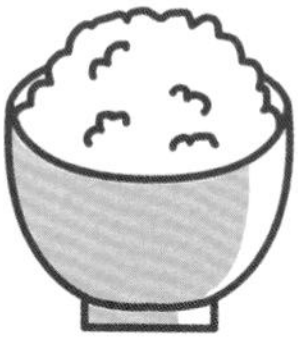

1碗大碗白飯
200g／**含醣量74g**

1碗蓋飯的白飯
280g／**含醣量103g**

習慣吃大碗飯量的人請改吃正常飯量。習慣吃正常飯量的人則減少一點飯量。慢慢減少米飯攝取量才是最重要。

蕎麥麵、烏龍麵、麵線、拉麵等麵類都是狠角色

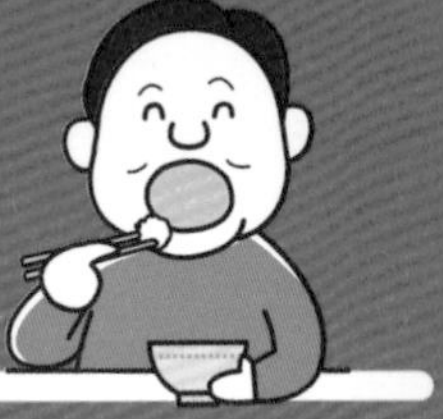

一般來說，我們都認為日本的蕎麥麵是一種非常健康的食物。蕎麥麵也確實富含維生素B群、膳食纖維及蛋白質等有效成分。不過，就算蕎麥麵的營養價值再怎麼高，也別忘了它依然是穀類製成的食物，含醣量還是相當可觀。

而且，我們在吃蕎麥麵時總是喜歡一口接著一口吸起麵條，會仔細把蕎麥麵嚼碎的人實在不常見。也因為這樣，只提供站席的蕎麥麵店通常都有不錯的翻桌率。**覺得蕎麥麵很健康就肆無忌憚地吃確實不太好，不過真的要吃麵的話，蕎麥麵還是比烏龍麵、細麵線、拉麵來得好。**烏龍麵的膳食纖維很低，又因為製法的關係而含有大量鹽分，且維生素等有效成分也很少。細麵線跟烏龍麵一樣，也是相對不健康的麵類。炎炎夏日的中午來份涼涼的冷麵線確實非常吸引人，但因為涼涼的麵線滑過喉嚨的感覺太舒服，總是讓人不小心隨意嚼個幾下就直接把麵條嚥下去。

泡麵也是我們在家裡吃午餐時總會優先選擇的項目。但我希望各位也要少吃一點，如果真的很想吃的話，請一定要加上滿滿的蔬菜。

常見食品的含醣量

●穀類

食物名	每100g的含醣量（g）
法國麵包	54.8
麻糬	49.5
吐司	44.4
可頌麵包	42.1
米飯（白米）	36.8
米飯（糙米）	34.2
義大利麵	26.9
蕎麥麵	24.0
烏龍麵	54.8

●根莖類

食物名	每100g的含醣量（g）
地瓜	29.2
馬鈴薯	16.3
山藥	12.9
芋頭	10.8

●米飯（白飯）的含醣量對照表

控醣最需要注意的就是平常的飯量。必須確實了解1碗白飯、1顆飯糰究竟含有多少醣。

食物名	量（g）	含醣量（g）
1碗日式蓋飯	280	103.0
1碗白飯	150	55.2
7分滿的白飯	100	36.8
半碗白飯	75	27.6
1顆飯糰	100	36.8

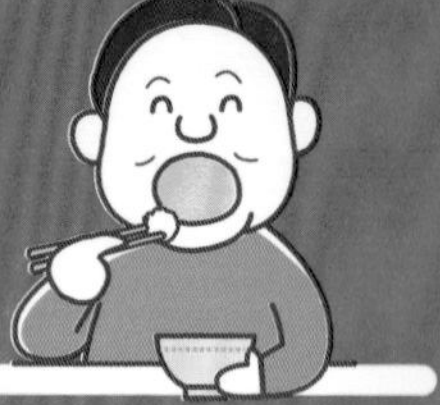

別再說水果多食無害！水果的含醣量很可觀

各位肯定都覺得新鮮的水果不僅富含維生素及礦物質，還不需要加油烹煮就能食用，所以是非常健康的食物！但是，這其實是非常不切實際的可怕幻想！

各位不覺得現在的水果都很好吃，幾乎吃不到不好吃的水果嗎？我們會覺得水果好吃，就是因為水果吃起來夠甜。消費者都希望吃到甜甜的水果，所以果農也很努力地種植出更甜的品種。

水果的醣類為「果糖」。**果糖**與葡萄糖一樣都是單醣，非常容易被身體吸收。當身體迅速吸收果糖以後，**就會造成血糖飆升，並導致三酸甘油脂增加。**

近幾年非常流行的**果昔是個非常不健康的飲品。**水果的膳食纖維全部被絞碎，會讓身體消化及吸收的速度更快。而市售的水果飲料為了追求美味，都還會額外添加砂糖，簡直就是惡魔的飲料。

水果的含醣量

水果（1條/1顆）	含醣量（g）
香蕉	28.2
橘子	8.8
蘋果	39.0
葡萄柚	25.8
柿子	33.8
葡萄（1串）	18.1
桃子	21.2

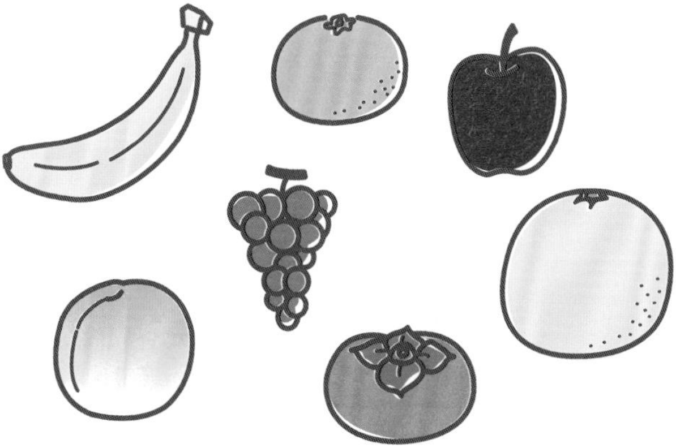

調味料及醬料竟然也都含有醣類

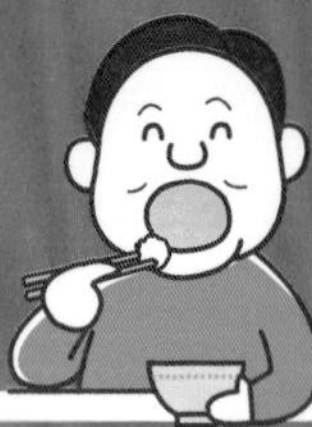

各位知道什麼是「隱形的醣類」嗎？我們會記得米飯、義大利麵、馬鈴薯等食物都含醣，卻很容易忽略**調味料或醬料當中的醣類**，這些被忽略的就是**「隱形的醣類」**。當然還是有幾乎無醣的調味料，這就要靠各位自己去注意了。

橄欖油、**奶油**、**美乃滋**的油脂豐富，不過**幾乎接近無醣**。反而是番茄醬、豬排醬、中濃醬等醬料以蔬菜為原料，會讓人覺得好像比較健康一點，但其實這一類的醬料當中都含有大量的醣類。

有時我們會為了控醣而改吃蔬菜沙拉，卻反而忽略了沙拉醬汁的含醣量，將特別準備的蔬菜沙拉淋上沙拉醬，反而變成了高醣蔬菜沙拉。就算特別選了零油脂的沙拉醬，但含醣量反而很高的話，為控醣所做的努力就等於白費了。醬料包裝上的營養標示都有含醣量，請各位在挑選美味好吃的沙拉醬時，也別忘了要選擇含少醣的產品。

少醣的食物及高醣的食物

	少醣的食物	蒟蒻、蒟蒻麵
肉類	牛肉、豬肉、肌肉、羊肉及其他肉類 肉類加工品（火腿、熱狗、培根等）	高醣的食物
魚貝類	魚類、貝類、水煮魚肉罐頭	有調味的肉類罐頭
乳製品	起司、鮮奶油、奶油	佃煮類的魚罐頭、有調味的魚罐頭
蛋類	雞蛋、鵪鶉蛋	優格（加糖）
豆類	大豆（水煮）、無調整豆奶、豆製品（豆腐、油豆腐、炸豆皮、豆渣、納豆、豆皮）	紅豆、成分調整豆奶、扁豆（紅腰豆、花豆等）
蔬菜類	淺蔥、蘆筍、毛豆、秋葵、豌豆、花椰菜、高麗菜、小黃瓜、小松菜、奶油萵苣、西洋芹、薑、番茄、蘘荷、蘿蔔、蔥、菠菜、萵苣、蕨菜、茄子、白菜、青椒等	南瓜、慈姑、蠶豆、玉米
菇類	金針菇、杏鮑菇、鴻喜菇、舞菇、滑菇、秀珍菇、蘑菇等	佃煮菇類料理
根莖類的澱粉	蒟蒻、蒟蒻麵	地瓜、山藥、馬鈴薯等

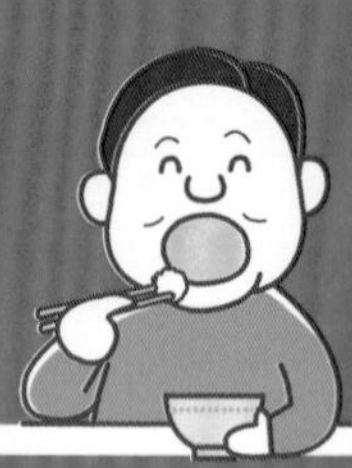

吃飯時要先吃蔬菜、豆類等膳食纖維豐富的食物

進食的先後順序要正確，才不會讓體內的三酸甘油脂變多。若在空腹的狀態下先吃米飯等高醣類的食物，這些醣類都會被身體迅速地吸收，很容易就轉變成三酸甘油脂。

因此，吃飯的時候應該**先吃富含膳食纖維的食物**。人體的消化酵素無法分解膳食纖維，所以先吃膳食纖維等於先在腸胃打底，減緩腸胃吸收醣類的速度。

富含膳食纖維的食物包括葉菜類、根莖類的蔬菜、海藻類、豆類，還有白蘿蔔泥、毛豆、金平牛蒡、日式涼拌菠菜、水雲菜、醋拌海帶芽、鮮蔬沙拉棒等料理，這些都是我們很熟悉的食材或料理。簡單來說，我們只要把以上任何一項食材或料理當成開胃菜，就會習慣先攝取膳食纖維。

攝取完膳食纖維以後，再開始吃魚類、肉類、煎炒料理等主菜。接著喝味噌湯或其他湯品，最後才是吃飯。採用這樣的進食順序，肚子也會得到滿足，就請各位最後再悠閒地享受美味的米飯吧。

食物中的膳食纖維（每100g的含量）

菇類	
香菇	4.2
舞菇	3.5
鴻喜菇	3.7
金針菇	3.9

海藻類	
海帶芽	3.0
乾燥羊棲菜	51.8
海蘊	1.4
寒天棒	74.1

以黃綠色蔬菜打成的青汁，
還有番茄汁、蔬菜汁等等，
都是富含膳食纖維的飲料。

主食	
糙米（飯）	1.4
白米（飯）	0.3
冷凍蕎麥麵	2.0
黑麥麵包	5.6
吐司	2.3

豆類、種子類	
納豆	6.7
木棉豆腐	0.4
水煮紅豆	11.8
熟芝麻	12.6

蔬菜類、根莖類	
高麗菜	1.8
黃麻菜	5.9
菠菜	2.8
青花菜	4.4
牛蒡	5.7
南瓜	2.8
蒟蒻	2.2
蘿蔔	1.4

參考資料：「日本食品標準成分表　2015年版（七訂）2016年追補」（文部科學省）

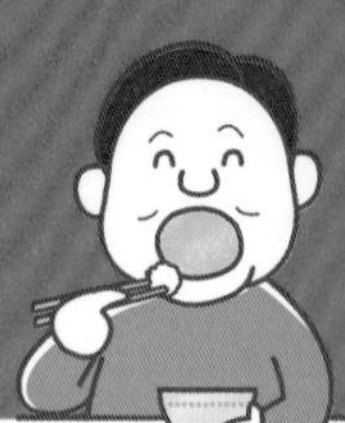

蛋的營養均衡又理想，可維持良好的血液狀態

平時不只要盡量多吃一點肉類，我還希望各位也多多攝取蛋類。一聽到要多吃蛋，10個人裡面一定有9個人都會露出為難的表情說：「這樣膽固醇不會……」過去都認為膽固醇過高會直接導致生活習慣病，不過這樣的觀念已經被推翻，就連日本厚生勞動省也已經不再提倡降低身體的膽固醇。

體內的膽固醇本來就是經由肝臟合成的物質，而食物中的膽固醇並不會直接跑到我們的血液裡。體內的壞膽固醇變多主要還是因為肥胖、抽菸、壓力以及運動量不足等原因所造成。

日本曾在1981年做過一項實驗，讓健康的成年人每天都吃10顆雞蛋，連續吃5天。最後抽血檢查膽固醇的數值，發現血液的膽固醇濃度並沒有發生改變。如今，蛋類已不再被認為是導致膽固醇過高的食物，反而因為營養十分均衡，而被認為能夠改善血液狀態。我個人認為**1天吃2～3顆雞蛋最為理想。**

蛋是營養寶庫

膠原蛋白
保持肌膚水潤。

鈣質
強化骨骼。

膽鹼
有助預防認知症。

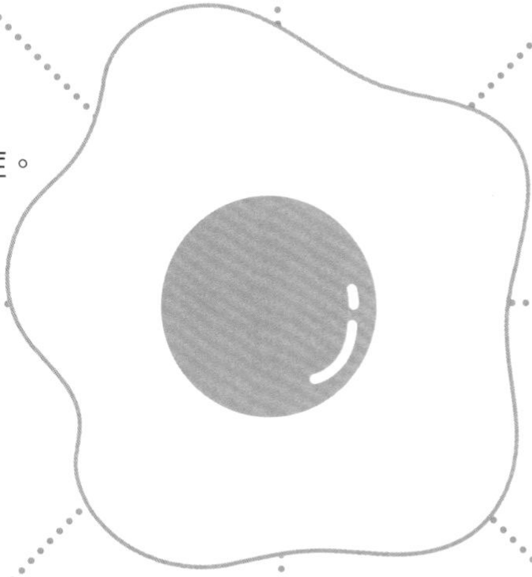

蛋白質
合成肌肉及血液。可增加白蛋白。

溶菌酶
提高免疫力。

甲硫胺酸
幫助肝臟分解酒精。

卵磷脂
抑制壞膽固醇。

胡蘿蔔素
有助防癌。

除此之外還有這麼多營養素！

●脂質 ●維生素A ●維生素B群
●維生素D ●維生素E
●葉酸 ●鎂 ●磷 ●鐵 ●鋅

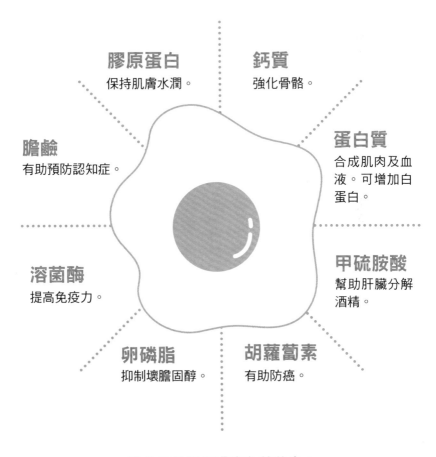

一口嚼30下能預防認知症，祕訣是暫時放下筷子

有個不錯的方法可以**改善吃飯速度太快的壞習慣**，那就是**增加咀嚼次數**。隨便咀嚼幾下就嚥下食物是吃飯速度太快的原因之一。我個人建議每一口食物至少都要咀嚼30下再吞嚥。

細細咀嚼可以讓唾液與食物充分混合，促進消化。而且，還可以保持口腔清潔並預防牙周病，也能充分品嘗食物的味道。

不過實際嘗試以後，就會發現一口咀嚼30下真的很耗費時間與力氣，不習慣的人可能很難確實做到。

如果是這樣的話，可以**嘗試看看每吃一口就暫時擱下筷子**。若是一直將筷子拿在手上，我們就會下意識地一直把食物往嘴裡送，很容易隨便嚼幾下就嚥下去。

剛開始就要做到每一口都咀嚼30下是真的不容易。因此不必給自己太大的壓力，發現自己咀嚼太少次時再改過來就好。如此一來，便能逐漸養成多多咀嚼的習慣。

每吃一口食物就暫時擱下筷子

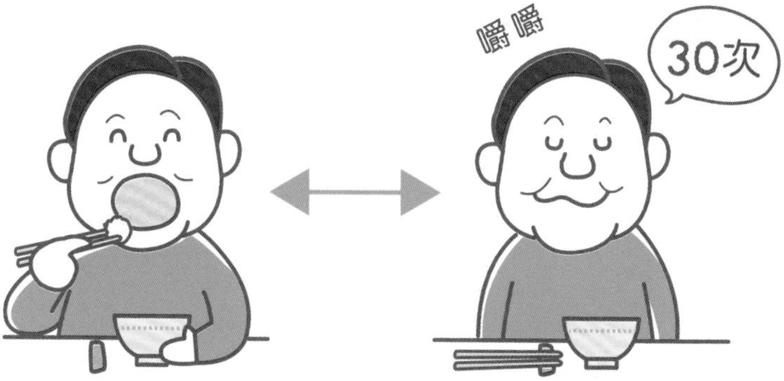

咀嚼時將筷子放下。

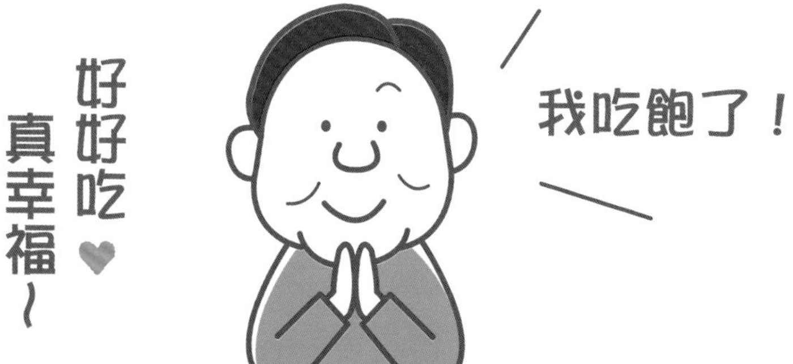

多花時間慢慢地品嚐，就能夠好好享受食物的味道。

傷害血管的三大生活習慣病

高血壓是指血管內壓力過大的狀態。血管內的壓力太大時，就容易傷害血管壁，氧化的膽固醇會沉積在管壁上的傷口，進而導致動脈硬化。**持續處於高血壓狀態是一件非常危險的事，一旦診斷為高血壓，請務必要服用藥物控制血壓。**

糖尿病、血脂異常也會讓血液變濃、變濁，容易讓血管的管壁產生傷口。高血壓、糖尿病及血脂異常並列為三大生活習慣病，共通點是容易對血管壁造成傷害。不僅如此，同時還是引起心肌梗塞、腦梗塞等心血管疾病的原因。

此外，這三個生活習慣病還會交互影響，放大彼此的破壞力，可說是危害身體健康的最壞組合。一旦透過健康檢查發現這三者之中的任何一項，就要假設自己未來也可能會得到其他2種疾病，並積極想辦法防患於未然。

只要平時就注意飲食中的醣類攝取量，並且養成運動的習慣，還是有機會一舉阻擋這三大生活習慣病的發生。

可怕的生活習慣病

●何謂生活習慣病

生活習慣病即「飲食、運動、休養、抽菸、飲酒等生活習慣與疾病的發病、惡化有所關聯的疾病」，下列表格中的疾病皆屬於生活習慣病。

飲食習慣	非胰島素依賴型糖尿病、肥胖、高脂血症（家族性的除外）、高尿酸血症、心血管疾病（先天性的除外）、大腸癌（家族性的除外）、牙周病等。
運動習慣	非胰島素依賴型糖尿病、肥胖、高脂血症（家族性高膽固醇血症除外）、高血壓等。
抽菸	肺鱗癌、心血管疾病（先天性的除外）、肺氣腫、牙周病等。
飲酒	酒精性肝疾病等。

參考資料：日本厚生勞動省官網

●改善生活習慣的10條守則（全國健康保險協會）

1【運動】**堅持每天適度運動。**

2【菸】**現在立刻戒菸！**

3【飲食（鹽分）】**控制鹽分攝取量。**

4【飲食（油脂）】**避免油膩的飲食。**

5【飲食（魚類優於肉類）】**魚類的主菜比肉類的主菜更好。**

6【飲食（蔬菜）】**攝取足夠的蔬菜。**

7【酒】**適量飲酒。**

8【牙齒健康】**飯後都要刷牙。**

9【壓力】**用適合自己的方式消除壓力。**

10【睡眠】**透過規律的睡眠充分休養身心。**

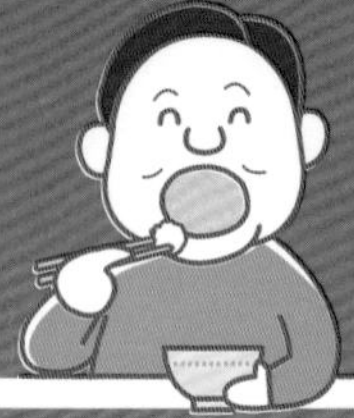

多多攝取「茶、魚、藻、納、醋、菇、蔬、蔥」

若要控制三酸甘油脂及膽固醇，最重要的就是建立良好的飲食習慣。那麼，我們到底應該吃哪些食物才好呢？請各位記下**「茶、魚、藻、納、醋、菇、蔬、蔥」**的8字口訣，這8個字分別指綠茶、魚類、海藻、納豆、醋、菇類、蔬菜、蔥類。蔥類其實也是蔬菜的一種，但因為我認為蔥一定要攝取，便另外列為一類。

「茶、魚、藻、納、醋、菇、蔬、蔥」的飲食可讓人均衡攝取各種營養，使身體不容易囤積血脂。這8種食物都不是特別珍貴的食材，在一般的日式料理中都看得到，用不著點日本傳統料理才能吃到。像是在提供較多種類小鉢料理的日式定食店，一定就會吃到這幾種食材做成的料理。假如想來點變化的話，也可以把「茶」改成「橄欖油」。

可以的話，我希望各位每天都要攝取這8種食材。假如真的沒辦法天天這麼做，那就改成以每3天為一個單位，並且要吃到每一種食材。

飲食習慣

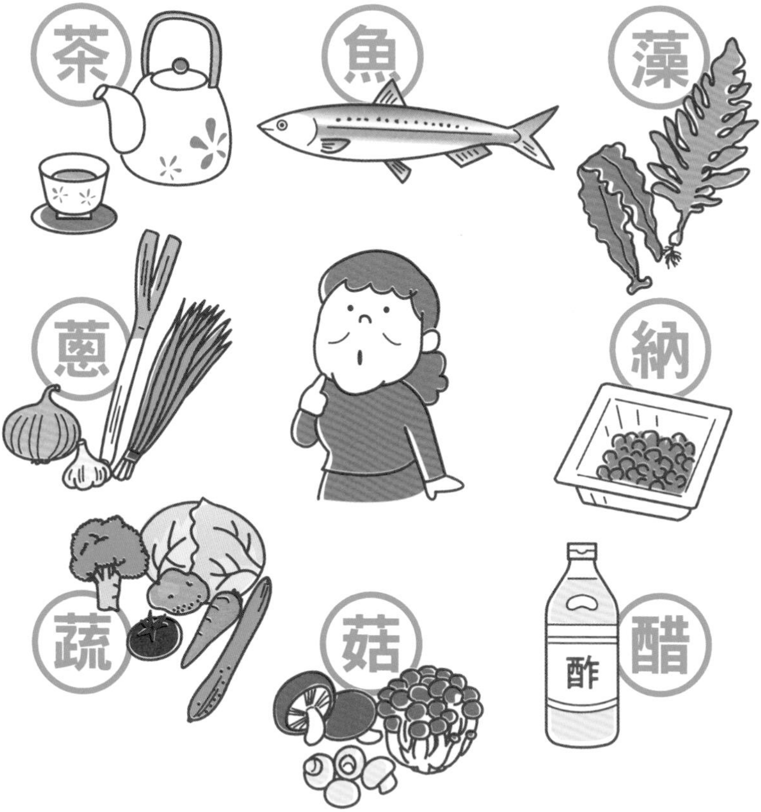

用隨手可得的食材清理血管。

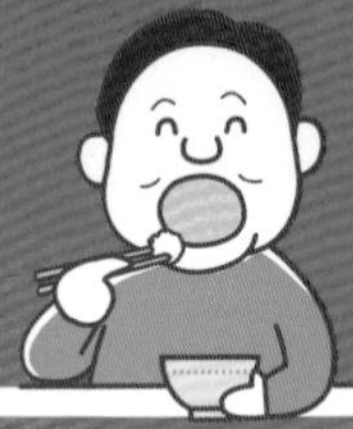

麵粉、太白粉是潛藏在外食中的隱形醣類

在減肥的過程中，外食最容易導致減肥卡關。自己做飯可以控制醣類的攝取量，但外食的醣類含量就真的沒辦法隨我們掌控。在所有外食當中，醣類含量超乎我們想像的料理就是任何有勾芡的食物。

麻婆豆腐、糖醋里肌、八寶菜、青椒炒肉絲、芙蓉蛋等中式料理要做得道地的話，就一定少不了勾芡的湯汁。這些**濃稠的芡汁其實就是麵粉或太白粉加水煮出來的湯汁。**

在法國料理中，有一道傳統料理會把白肉魚排沾上麵粉，再煎到金黃酥脆。在日本料理當中，也有一種傳統的作法會使用高湯或清水調開澱粉，再把菜餚中的湯汁勾芡。除此之外，日式炸蝦、唐揚炸雞、豬排等炸物也都會裹上一層麵粉或麵糊。以蔬菜或肉類等食材熬成的西式濃湯大部分也會使用澱粉增加濃度。

這些在料理中看不到的**麵粉或太白粉澱粉都會讓我們攝取過多醣類，導致飯後血糖上升過快。**

外食的含醣量

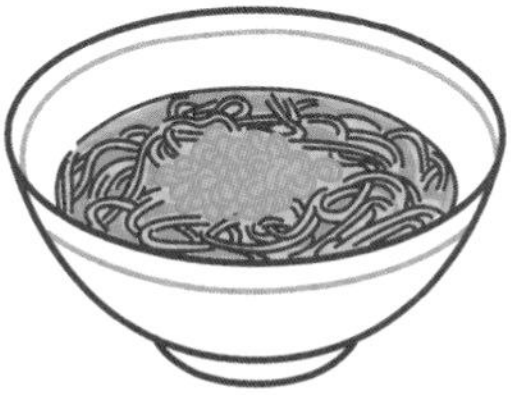

蕎麥湯麵
73.9g
（蕎麥處吉野家）

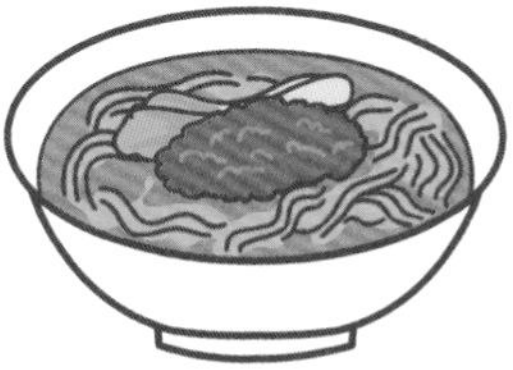

擔擔麵
74.2g
（南國酒家）

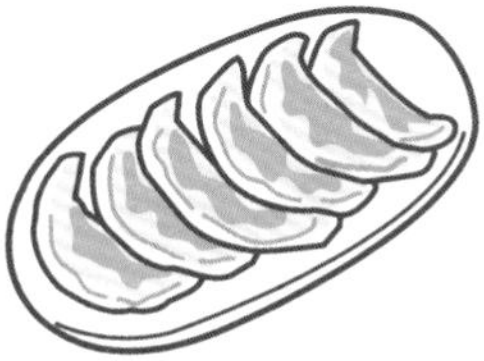

煎餃（5顆）
12.0g
（RINGER HUT）

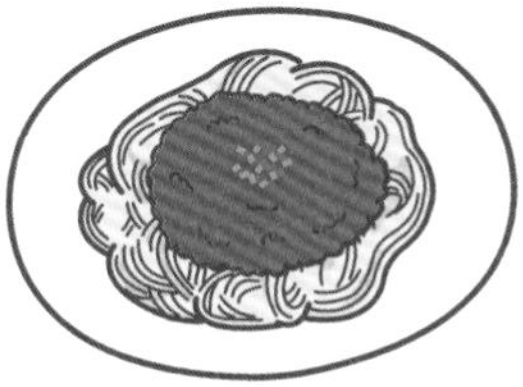

番茄肉醬義大利麵
84.3g
（薩莉亞）

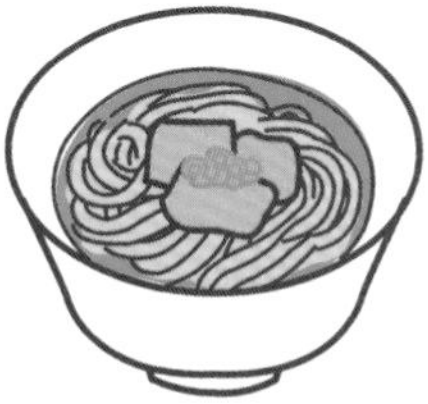

咖哩烏龍麵
68.8g
（杵屋）

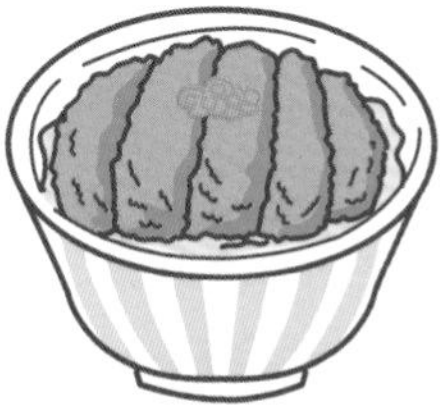

炸豬排蓋飯（定食）
116.7g
（杵屋）

參考資料：「外食熱量指引改訂版」（女子營養大學出版部）

茶是最好的配餐飲料，兒茶素可減緩血糖的上升速度

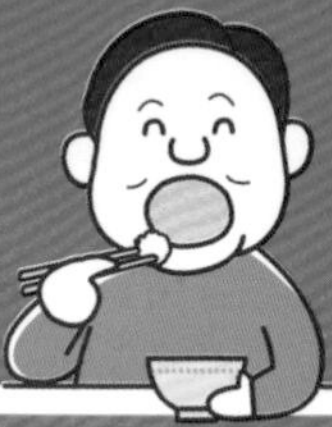

用餐時最適合搭配的飲料就是茶。

綠茶中的兒茶素可延緩身體吸收醣類的速度，抑制飯後血糖的上升速度，所以許多人在吃飯時配上一杯綠茶是非常適合的。就算是用茶包泡的綠茶或市售的瓶裝綠茶也沒問題。

番茶是日式綠茶的一種，其中的多醣體可幫助身體排出多餘的醣類。不過，多醣體不耐高溫，因此建議使用冷泡的方式泡茶，只要把茶葉加入冷開水再放進冰箱冷藏即可，非常方便。

用餐時喜歡配咖啡的人也不用難過，據說一天喝3～4杯咖啡的人比完全不喝咖啡的人得到糖尿病的機率減少將近30％，大可放心地享用咖啡。

去便利超商買午餐的話，千萬不要順便買果汁、可樂等碳酸飲料或能量飲料來配午餐，喝這些飲品就跟喝糖水沒兩樣。

茶是最好的配餐飲料

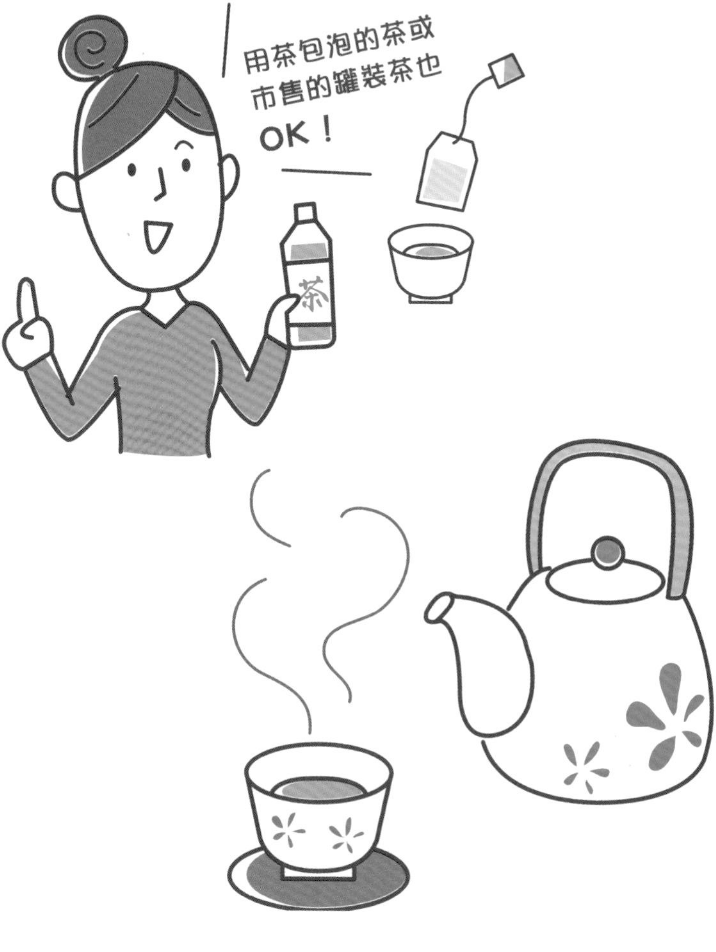

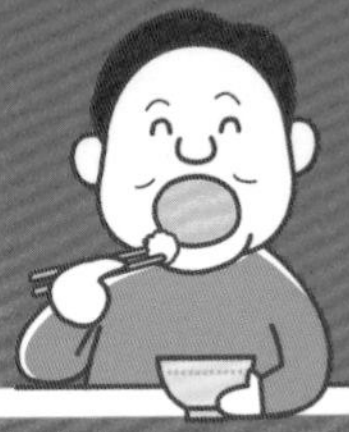

多酚具有強大抗氧化能力，黑巧克力對身體好處多多

我希望各位都能善用巧克力的神奇功效，不過並不是任何巧克力都適合，吃錯巧克力反而會造成反效果，所以一定要注意。挑選巧克力有一項鐵則，那就是一定要選擇可可含量在70％以上的黑巧克力。

一定要選擇黑巧克力的原因在於原料的可可當中含有一種叫做可可多酚的成分。多酚具有極好的抗氧化作用，可防止動脈硬化，讓血管保持柔軟的彈性，是一種非常好的成分。

多酚是植物用來保護自己不受紫外線傷害以及氧化的免疫成分，以各種形式存在於許多植物當中，**而可可的多酚含量遠勝於其他植物，又能有效地在人體內發揮其作用。**

因此，我個人**建議每天都要吃5次共25g（1次吃5g，3次飯前，2次飯後）的黑巧克力。**

黑巧克力的多酚含量遙遙領先

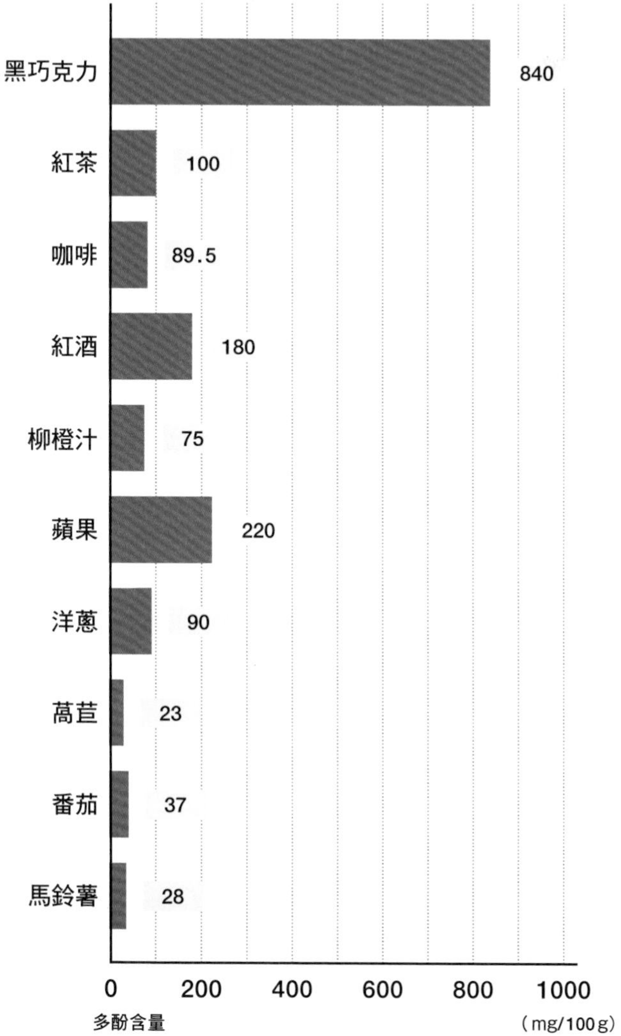

出處：「図解ですぐわかる 自力でみるみる改善！脂肪肝」（河內書房新社）

適量小酌有益肝臟健康，不必滴酒不沾！

一直以來我們都認為「喝酒傷肝」是常識。不過，今時不同以往，現在反而是**「適量飲酒有益肝臟健康」。**原來古人說「酒為百藥之長」並不是在騙人，認為酒類是萬惡之物的想法已經過時了。

有個實驗將３１８５名的健康男性及女性按照飲酒量分為5個組別，進行了一項相當長期的實驗。**最後調查關於肝臟疲勞程度的ＡＬＴ數值，發現「每天攝取20～40g酒精」的組別明顯低於「完全不喝酒」的組別。**不只如此，就連空腹血糖值以及三酸甘油脂的數據也得到同樣的結果。可見適量飲酒真的對身體比較健康。將40g的酒精換算成酒類的容量，大約是以中啤酒杯裝的啤酒2杯、以180㎖的清酒壺裝的日本清酒2壺、1杯份量約為60㎖的威士忌2杯、1杯份量約為120㎖的紅酒2杯。

從實驗的結果也可以發現每天攝取的酒精超過40g的話，這幾項數據都會變差。適量地飲酒，才是與酒類維持長久和平的最好辦法。

攝取酒精對於脂肪性肝疾病的影響

ALT（IU/l）

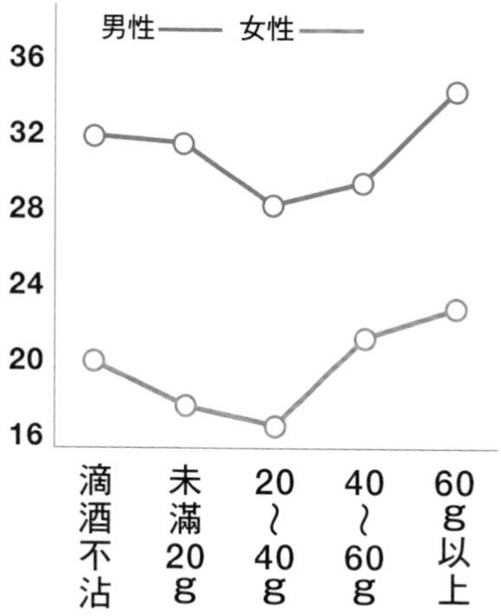

γ-GTP（IU/l）

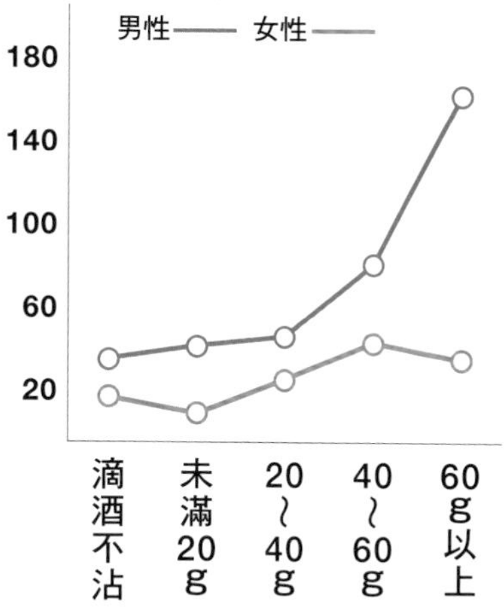

空腹血糖值（mg/dℓ）

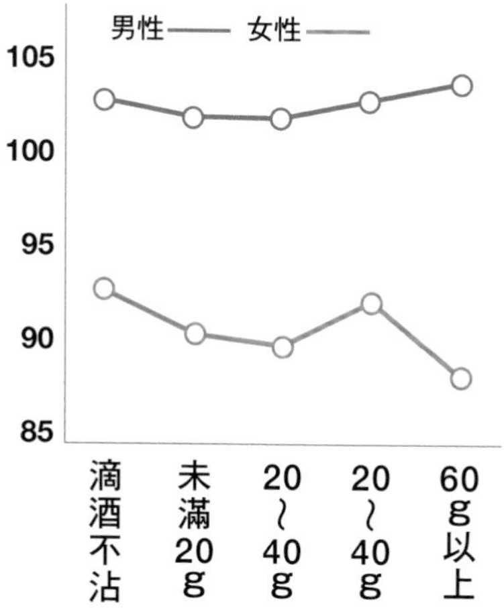

三酸甘油脂(mg/dℓ)

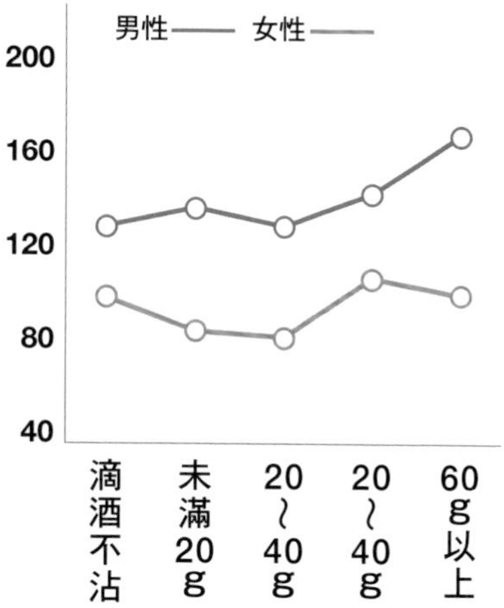

參考資料：土居忠等人「酒精攝取量對於脂肪性肝疾病的影響」)（肝臟51卷9號，2010）

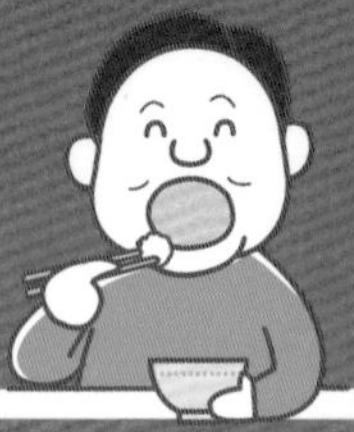

下酒菜就選堅果及毛豆，少吃一點炸薯條

既然提到了酒，那也一併聊聊下酒菜吧。有些人喝酒時完全不配下酒菜，純粹只喝酒，但這樣反而會對肝臟造成很大的負擔，並不是很好的做法。那麼，喝酒應該配什麼下酒菜才好呢？**一般公認的最佳下酒菜是堅果，不但富含蛋白質與膳食纖維，還有維生素E、鐵以及優秀的Omega-3脂肪酸**，尤其適合愛喝紅酒的人。

不只堅果適合下酒，只要是富含蛋白質與膳食纖維的食物都是非常不錯的選擇。日本人在喝啤酒或清酒時最常搭配的下酒菜有毛豆、涼拌豆腐、醋拌海帶芽、生魚片、油豆腐等等，都是非常健康的小菜。除此之外，玉子燒、日式串燒也是很好的選項。

最不建議的下酒菜就是炸薯條。經過高溫烹調的醣類正是加速身體老化的罪魁禍首。我知道許多人都喜歡吃薯條配啤酒，但還是希望各位別再這麼做。另外，也請務必改掉一到店裡就立刻點烤飯糰或炒麵當下酒菜的習慣。

選擇優質的下酒菜

堅果

炸薯條

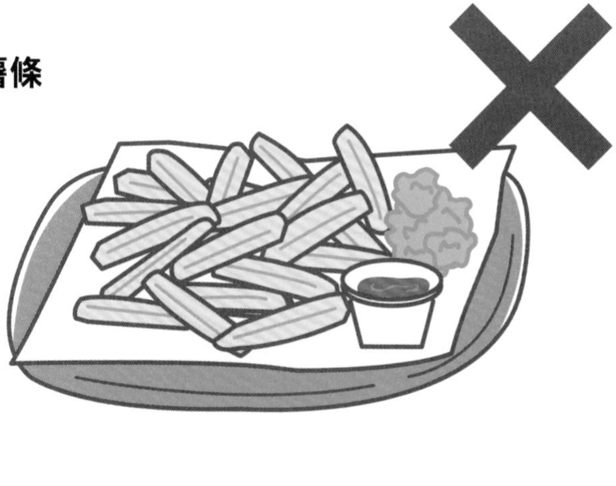

攝取含Omega-3脂肪酸的油脂當然好，但經過高溫烹調的醣類正是加速身體老化的原因所在。

用10大類食物檢核表審視自己的飲食習慣

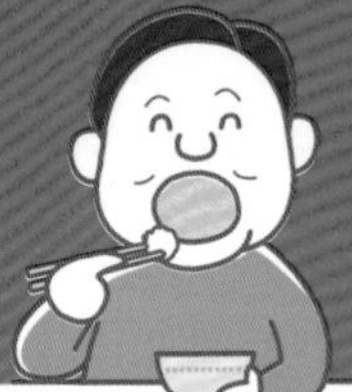

在第2章的最後，我要請各位自我檢視日常的飲食內容。

人類綜合科學大學的熊谷修教授長期從事關於銀髮族的健康研究，左頁的表格是熊谷教授根據自己長年替病患看診的經驗，設計出讓人一目了然的「10大類食物檢核表」。

表格的使用方式十分簡單，**只要當天吃過哪一類的食物，就在那一欄畫圈即可。**

這樣就能清楚自己是否確實攝取動物性蛋白質等優質食物。

各位應該會發現這份檢核表也很重視本書中所一直強調的肉類、蛋類、牛奶及油脂類。

而且，**這張表格最棒的地方就是一看就知道自己是否有「連續3天都沒吃肉」等營養不均衡的情況。**

希望各位能夠多加善用這張表格。

10大類食物檢核表

	食品群									
日期	肉類	蛋類	牛奶	油脂類	魚貝類	大豆、大豆製品	黃綠色蔬菜	薯芋類	水果	海藻類
合計										

參考資料：熊谷修等人《地方在宅高齡者的食物攝取多樣性與高次生活機能低下的關聯》（日本公眾衛生雜誌50卷12號，2003）、熊谷修《延緩老化速度的「適齡食」》（世界文化社）

Column

用保健食品幫助抗糖化！

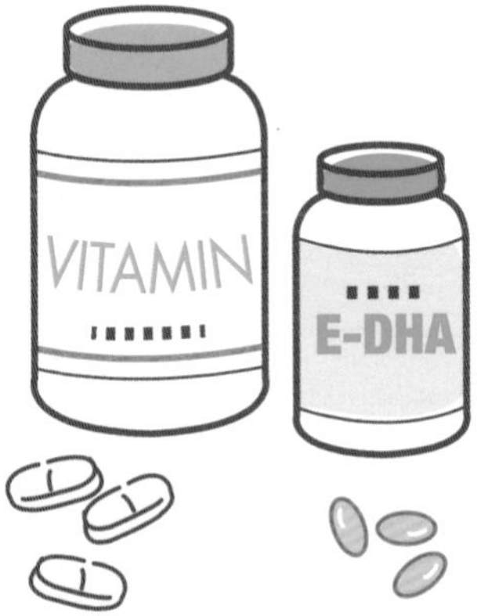

直接從天然的食物中攝取抗氧化、抗糖化的營養成分當然是最好的做法，但有時我們再怎麼努力吃，還是無法攝取到足夠的微量元素。這時，保健食品就是非常方便又有效的好選擇。近來發現水果中的山竹具有抗糖化作用，也有廠商推出含山竹成分的保健食品。「糖化」指的是糖與血管或皮膚的蛋白質結合，導致蛋白質變性，形成糖化終產物（AGEs）。體內的糖化終產物一旦增加，就會讓構成身體的蛋白質無法繼續發揮原本的功能，進而造成高血壓、糖尿病、癌症、認知症、皮膚皺紋或肌膚暗沉等問題。因此不妨考慮補充一些保健食品，也是對抗糖化的好選擇。

第 3 章

快速降低三酸甘油脂的口腔保健妙招

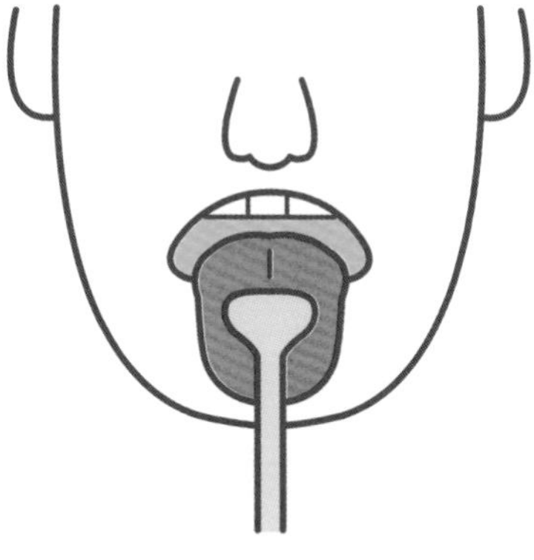

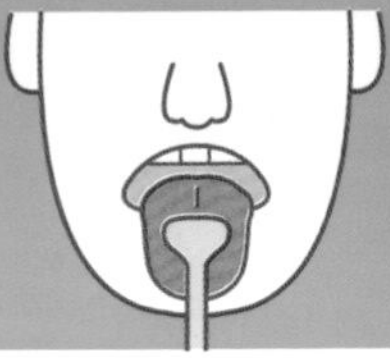

始於牙周病的惡性循環

近年來有報告指出牙周病與脂肪過多及糖尿病有著密切的關聯。**三酸甘油脂過高並罹患脂肪肝的人得到牙周病的比例大約是正常人的4倍。**也有研究報告指出脂肪肝患者在治療牙周病以後，肝功能也有大幅度的改善。不只脂肪肝患者，大多數的糖尿病患者也有牙周病的問題。

牙周病不是中老年人才有的問題，根據日本厚生勞動省的數據，**日本有8成以上的成年人都有牙周病。**按照各年齡層來看，55～64歲有牙齦症狀的比例高達84．6％。許多75歲以上的後期高齡者可能早已發生牙齒脫落的情況，所以有牙齦症狀的比例會下降一些，而最大的問題在於14歲以下的兒童有30％以上、15～14歲的人有70％以上都有牙周病的症狀。

【牙周病→三酸甘油脂過高→脂肪肝→糖尿病→牙周病】是生活習慣病造成的惡性循環，請各位務必重視日常的口腔保健。

牙周病的惡化

① 牙周病
會導致牙齦出血。

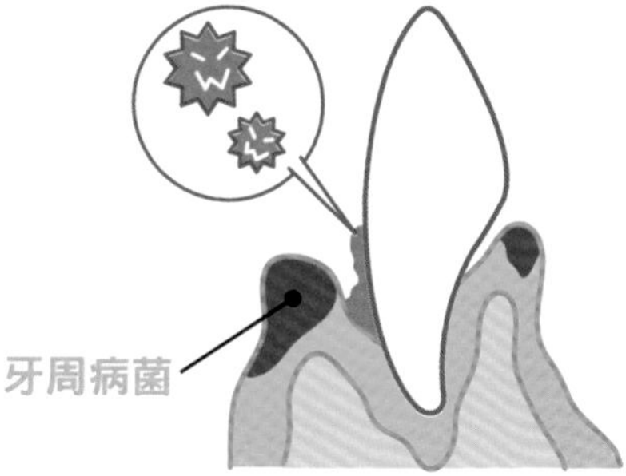

② 牙周病菌從有傷口的
血管入侵全身。

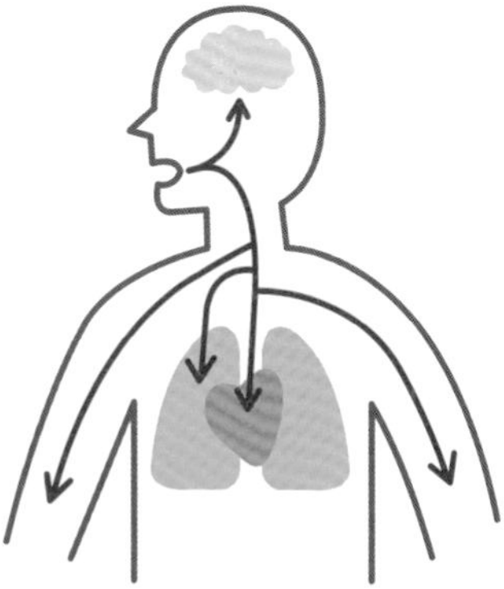

③ 牙周病菌會妨礙
胰島素作用，
造成血糖上升。

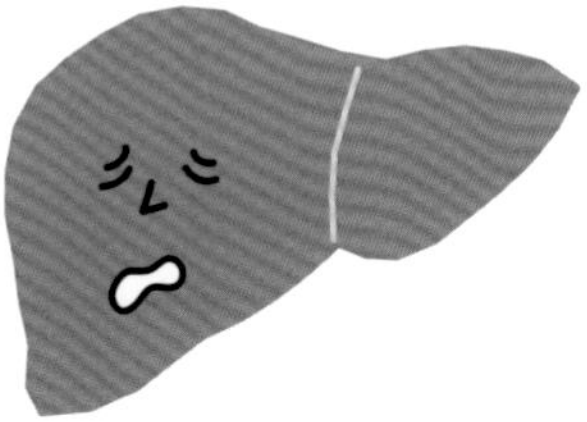

影響肝臟，引起肝炎

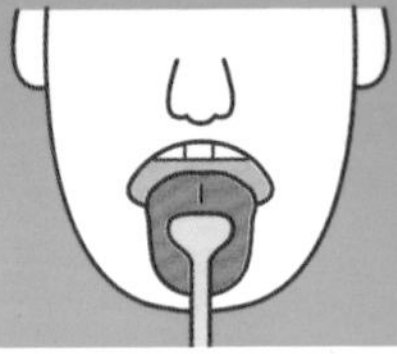

口腔細菌
也會傷及肝臟和大腸

目前已知口腔細菌會造成潰瘍性結腸炎、克隆氏症，也有研究發現口腔細菌會影響肝臟健康。大腸掌管人體絕大多數的免疫，因此**口腔細菌進入大腸就有可能會引起自體免疫性肝炎。**不只如此，口腔細菌進入大腸以後還會讓大腸產生有害的氨，無庸置疑地造成肝臟的負擔。

口腔細菌不只會危害腸道健康，牙周病菌還會促進身體釋放一種叫做促發炎細胞激素的物質。牙周病菌會從發生牙齦出血處的微血管入侵身體各個角落，使得促發炎細胞激素阻礙胰島素的功能，引起胰島素阻抗。如此一來，體內的糖代謝就無法順利進行，當血液中的糖無法正常儲存在肝臟或肌肉，就會造成三酸甘油脂增加或血糖升高，血糖上升則可能引起肝炎及糖尿病。

希望各位務必要確實刷牙、洗牙去除牙結石、避免口腔乾燥等等，做好日常的口腔護理。

治療牙周病以改善肝功能

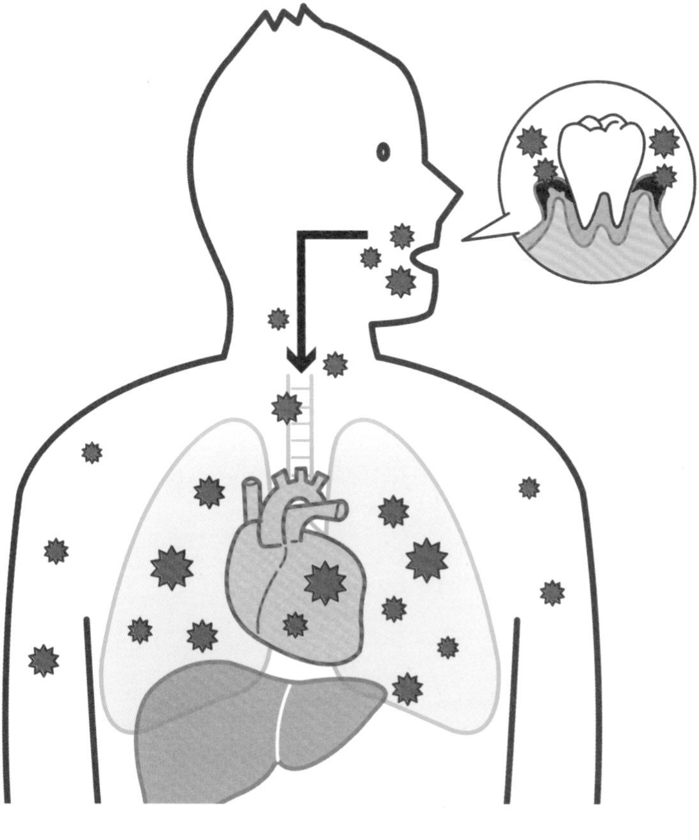

牙周病菌會改變腸道菌群

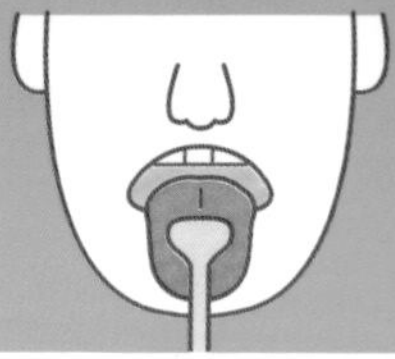

日前出現了一篇令人震驚的論文，內容提到**「牙周病菌會讓脂肪囤積在骨骼肌」**，原因是牙周病菌會透過血液跑到全身各處，所以也會到達腸道，並且改變腸道內的菌叢生態。如此一來，就有可能導致肌肉的代謝功能變差，促使**「肌肉脂肪化」**。一旦脂肪囤積在肌肉，肌肉就會因為脂肪分布而形成「霜降」的狀態，影響肌肉的功能。尤其是骨骼肌要負責身體非常重要的「糖代謝」，把多餘的葡萄糖轉換成熱量提供身體消耗，一旦這項功能變差，多餘的葡萄糖就會以脂肪的形式囤積在體內。最後的結果就是使人肥胖，且愈來愈容易胖。

葡萄糖變成脂肪囤積在體內等同於體內的三酸甘油脂過量，進而形成脂肪肝並造成肝硬化、肝癌，甚至也可能導致糖尿病等疾病。

由此可知，透過刷牙維持口腔清潔是多麼重要的一件事。**要減少口腔內的牙周病菌才能預防牙周病**，不但早上起床及三餐飯後都要刷牙，**晚上睡覺前也務必要確實將口腔清潔乾淨。**

腸道菌叢生態

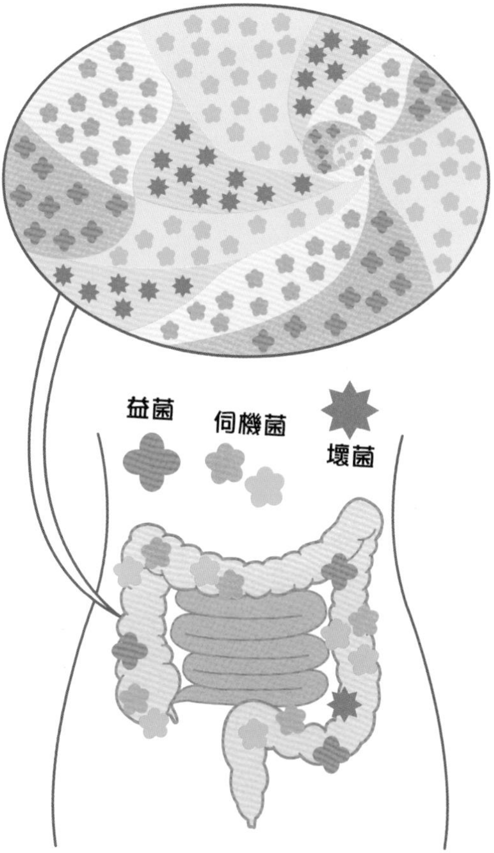

人體的腸道共有100～200種的細菌，且細菌數量高達100兆個。腸道的細菌可分為益菌、壞菌及伺機菌，伺機菌是根據情況變成益菌或壞菌的細菌。每一種細菌都會各別聚集在一起，就像花圃裡叢生的花草，因此總稱為腸道菌叢。大腸在免疫功能方面扮演著舉足輕重的角色，腸道環境不正常會造成免疫力下降，各種疾病問題都有可能會發生。

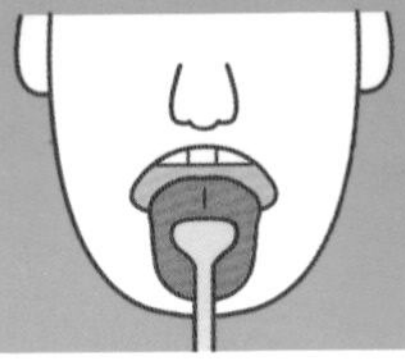

牙刷的拿法及刷法也很重要

牙周病會導致牙齒與牙齦之間形成一條深溝，稱為牙周囊袋。當口腔細菌造成牙齦發炎且情況惡化時，發炎的部分就會往下蔓延，並加深牙周囊袋的深度。牙周病菌多以厭氧菌為主，所以細菌都會跑到牙周囊袋的深處繁殖。這時，這些細菌很有可能經由牙齦的微血管入侵全身各處。而且，當牙周病變得更嚴重時，齒槽骨也會漸漸受到破壞，導致牙齒開始鬆動。

現在，**最能有效預防牙周病的護理方式就是正確刷牙，以物理性的方式去除牙結石是最重要的一件事**。想要預防牙周病，首先就得先學會正確的刷牙方式，**使用牙間刷也能有效清潔牙齒**。不過，只有刷牙還不能徹底預防牙周病，更要定期前往牙科洗牙，去除牙齒上的牙結石。

有些人總是習慣「等到牙痛才要看醫生」，但若是想保持健康的口腔狀態，最好每半年就前往牙科追蹤。

正確的刷牙方式

牙刷的拿法

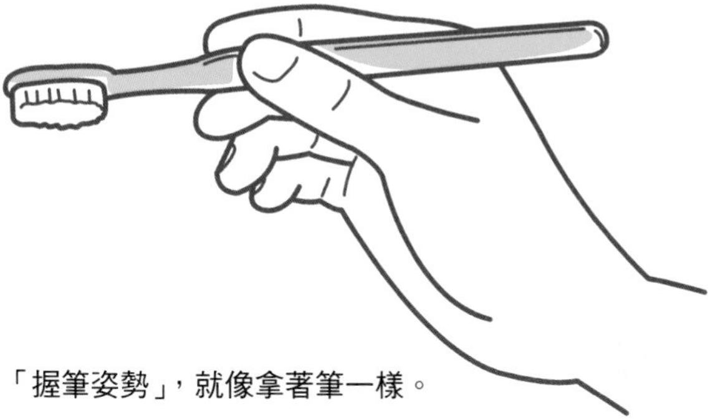

採用「握筆姿勢」，就像拿著筆一樣。

刷牙的方式～有效預防牙周病的「貝氏刷牙法」

刷毛與牙齦呈45度角。

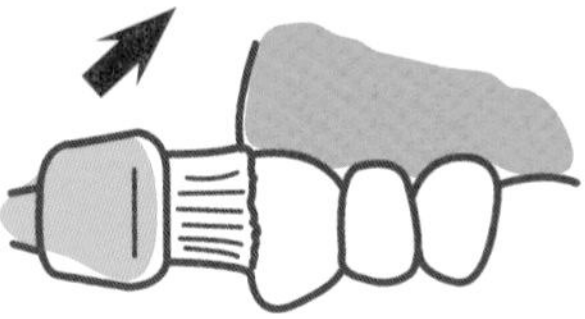

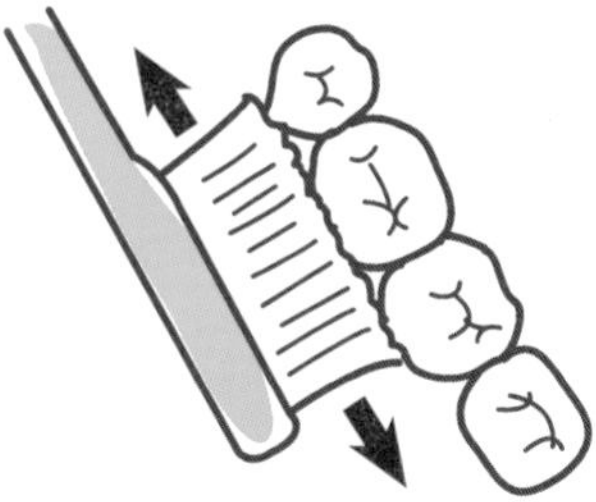

牙刷傾斜45度，刷毛靠在牙齒與牙齦的交界上，每顆牙齒各刷20～30下。

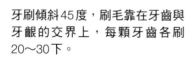

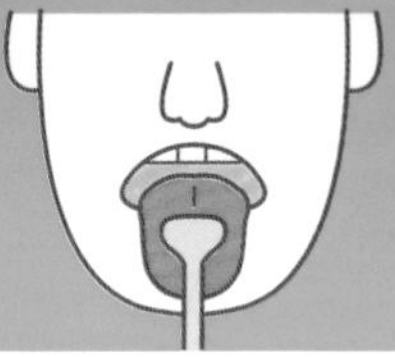

按摩唾腺 有助分泌唾液

唾液是讓人類保持健康的一大功臣。口腔在進食時會分泌唾液，並隨著咀嚼的動作讓食物與唾液充分混和，達到軟化食物的效果。口腔無法正常分泌唾液的話，就不能順利吞嚥質地乾燥或堅硬的食物。**唾液含有澱粉酶，這種消化酵素可輔助唾液分解醣類。**

除了以上的功能，**唾液還具有自淨作用以及抗菌作用等不同功效，可避免口腔滋生牙周病菌及蛀牙菌。**外界的各種細菌都可能進入我們的口腔，此時同樣也是由唾液負責抵禦並驅逐這些入侵口腔的細菌。特別要注意的是唾液分泌不足時，就有可能是所謂的口乾症，一旦出現這樣的症狀，就會降低口腔的自淨作用，且容易發生牙周病或蛀牙。唾液的分泌量也會隨著年紀的增加而減少，覺得自己的唾液好像變少的話，不妨試試看按摩唾腺，透過按摩的方式刺激負責分泌唾液的腮腺、頜下腺及舌下腺。

唾腺按摩

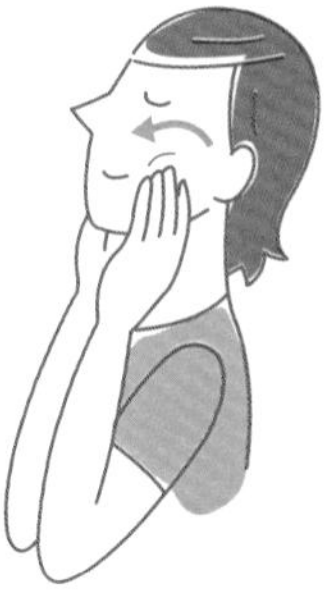

1
腮腺按摩
將雙手的食指到小指併攏放在兩邊臉頰接近耳垂的部分，由後往前畫圈按摩10次。

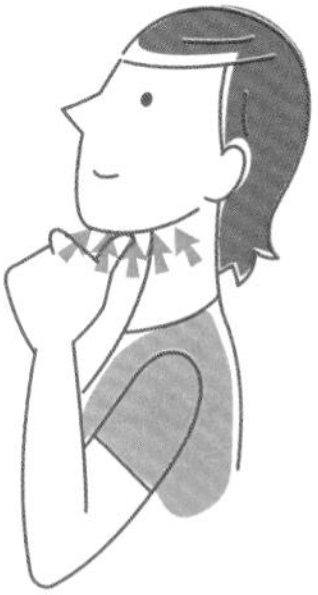

2
頜下腺按摩
將雙手的大拇指抵在靠近耳朵下方的下頜骨內側（喉嚨側），分成5次按壓，由後往前按到下巴的位置。

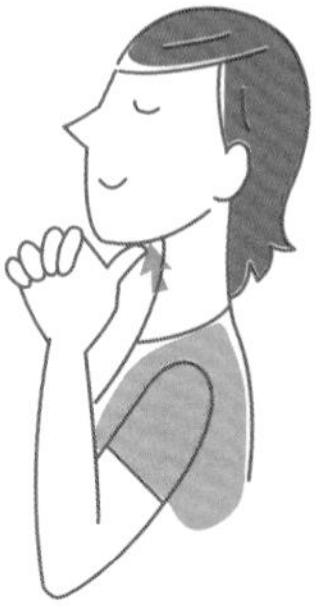

3
舌下腺按摩
雙手的大拇指抵在舌根處正下方的下顎處，往上按壓10下。

※3餐飯前以及口乾舌燥時都可以按摩。

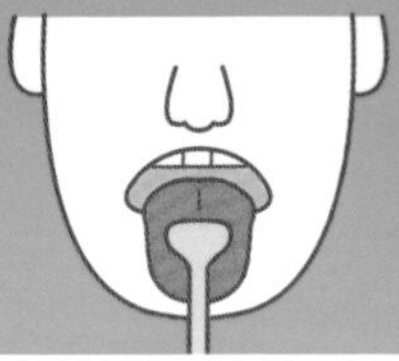

1天1次「刷舌苔」抑制口腔細菌繁殖

口腔內最容易滋生細菌的位置就是舌頭。附著在舌面上的污垢就像舌頭長了一層青苔，這層污垢就叫做「舌苔」，是造成口臭的原因之一。

假如每天確實刷牙卻還是覺得有口臭，就算漱了口也無法消除口臭的話，原因就可能出在舌苔。

每個人的舌苔量都不一樣，如果是唾液分泌少的人或是有口乾症的人，通常比較容易形成舌苔。

有舌苔過多困擾的人可以試試看使用舌苔刷清理舌面上的舌苔。不建議直接使用牙刷清潔是因為力量控制不好的話，刷毛有可能會傷害舌面。市面上的舌苔刷也有各種不同的款式，請依照材質軟硬、刷頭大小及形狀等條件，選擇一把適合自己的舌苔刷。

清潔舌苔的訣竅就是由後往前把舌面上的白色部分刷10次左右。

起床後立刻清潔舌苔

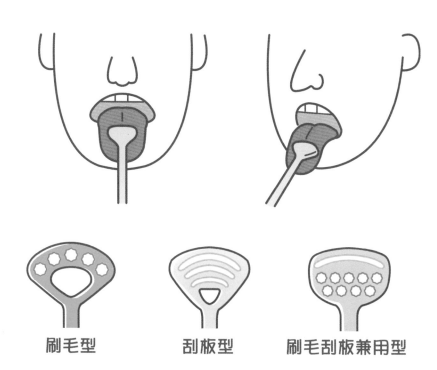

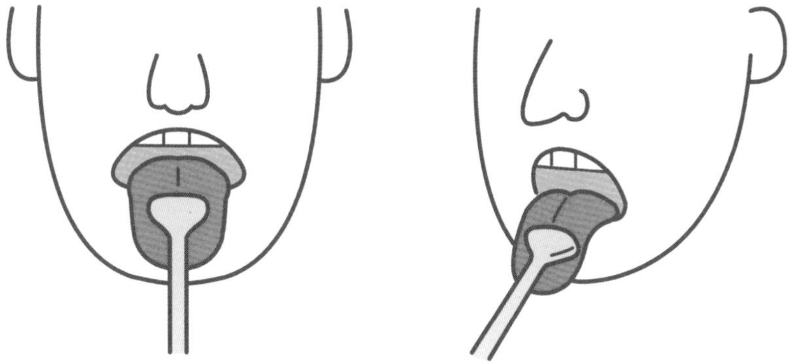

刷舌苔除了可以預防口臭，也能減少經常透過口鼻感染的一般感冒或流行性感冒等疾病的風險。

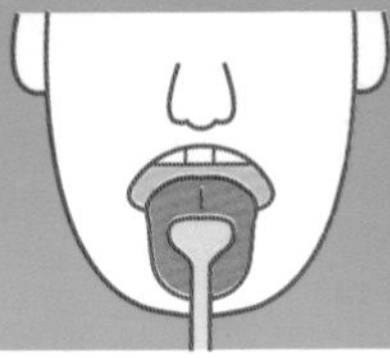

鍛鍊舌頭肌肉，維持口腔機能

口腔功能低下稱為「口腔衰弱（Oral frailty）」。**口腔衰弱最先出現的自覺症狀就是咬字發音變得愈來愈差。**咬字發音變差的原因有很多，而最大的原因就在於舌頭的肌肉衰退。舌頭其實也是由許多塊肌肉構成，活動不足會讓這些肌肉衰退，功能愈來愈差。一旦舌頭的功能變差，就會加速口腔衰弱。舌頭與全身的肌肉也有相對應的關係，從一個人的舌頭肌肉無力就能看出步行速度、握力、腳力可能也有問題。換句話說，舌頭或口腔的肌肉弱化會讓身體其他部位的功能也跟著變差，甚至連抵禦病毒與細菌的免疫力也會受到影響。

「舌頭體操」是一組由「ㄆㄚ、ㄊㄚ、ㄎㄚ、ㄌㄚ」四個音所組成的舌頭肌肉訓練操，訓練的方式非常簡單，**只需要從「ㄆㄚ」開始將這4個音分別連續念5次即可。**除此之外，這組舌頭體操有助於恢復吞嚥功能，對於促進唾腺分泌唾液等等也有很好的效果。

第4章

降低三酸甘油脂的微運動妙招

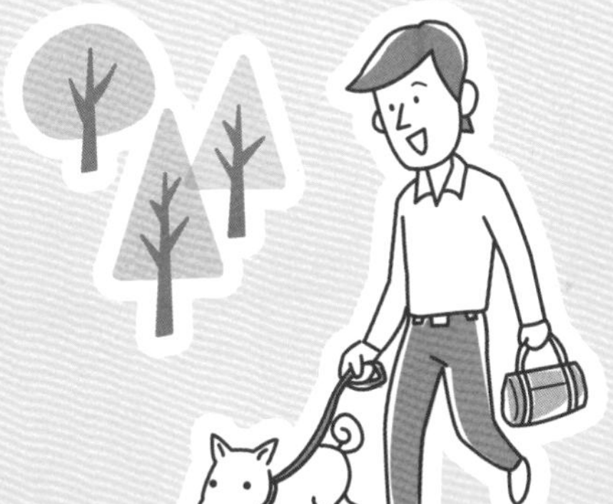

日常生活中的簡易運動

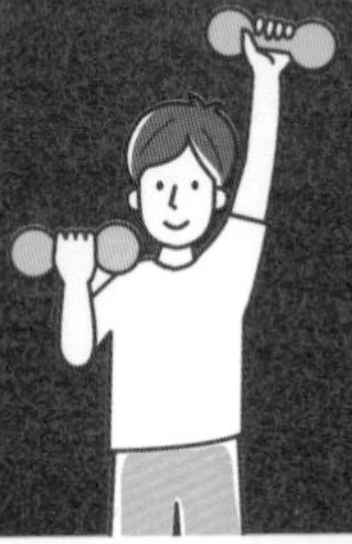

提踵運動是強化小腿肚的代表性運動，透過踮起腳尖站立，就能輕鬆鍛鍊小腿的肌肉。動作的祕訣是緩緩地把腳尖踮起，讓腳跟慢慢地離地，並且持之以恆地每天操作。

慢深蹲的動作會使用到大腿及臀部的大肌肉，是**運動量大且有效率的肌肉運動。**雙腳打開至略比肩寬，雙手放在胸前交叉，吸氣時慢慢地彎曲膝蓋，臀部往後、往下坐，吐氣時再慢慢站起來。蹲下時膝蓋超過腳尖會造成膝蓋疼痛，因此請務必多加注意。用5秒的時間往下坐，再用5秒的時間站起來，這樣算完成一次深蹲，建議每天早晚各做5次，一天共做10次。

Draw-in腹式呼吸法也是個非常簡單的運動，「Draw-in」一詞的意思就是「吸入」，顧名思義就是吸氣時要縮小腹，並保持這個動作15秒，再慢慢吐氣放鬆肚子即可。動作非常簡單，卻有著足以消除腹部贅肉的效果。

運動10分鐘可消耗的熱量

以下分別是體重55kg、65kg、75kg、85kg的人在進行這些動作時可消耗的熱量。

日常活動		55kg	65kg	75kg	85kg
快走 （80m/分）	搭電車上班或外出時可提前一站下車，再走到目的地	22 kcal	23 kcal	30 kcal	34 kcal
走樓梯	在車站或公司盡量不搭手扶梯或電梯	67 kcal	80 kcal	92 kcal	104 kcal
騎自行車 （低於16.1km/時）	外出或是購物時可以改騎自行車	29 kcal	34 kcal	39 kcal	45 kcal
使用吸塵器	全身都動起來的話，四肢都能得到伸展	24 kcal	28 kcal	33 kcal	37 kcal
除草	把枯燥無趣的工作當成運動的話，就會覺得開心一點	34 kcal	40 kcal	46 kcal	52 kcal
跟小孩子玩耍	玩一些追趕跑跳的遊戲，有點累又不會太累	29 kcal	34 kcal	39 kcal	45 kcal

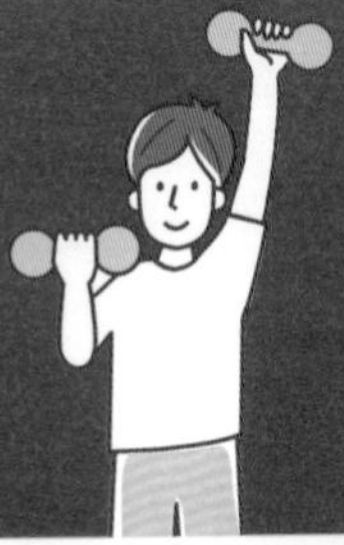

想要增加基礎代謝量 就要鍛鍊肌肉

想要避免三酸甘油脂過高還有個重點，那就是身體要有辦法消耗大量的熱量。而消耗熱量的關鍵就在於肌肉。肌肉是醣類及脂肪轉變成熱量的場所，當身體的肌肉愈多，基礎代謝量就會愈高。肌肉量高的人能比肌肉量少的人消耗掉更多的熱量，因此在攝取相同熱量的情況下，肌肉量高的人就相對不容易變胖。除了增加日常的活動量以外，適度的運動也能促進身體的基礎代謝，有助於預防三酸甘油脂的增加。

此外，**人類的肌肉可區分成2大類，第一類是持久力好、不容易疲勞的「紅肌」（慢縮肌），另一類則是爆發力強、可產生巨大力量的「白肌」（快縮肌）。紅肌當中含有大量的粒線體，而粒線體又被稱為脂肪的燃燒爐，因此燃脂的關鍵就是增加紅肌的肌肉量。**增加紅肌並不困難，只要慢慢地做一些輕度的肌肉負重訓練即可。像是左頁的簡易啞鈴運動或腹肌運動都有很好的肌肉鍛鍊效果，而且不會對身體造成太大的負擔。

提高基礎代謝量的肌肉運動

鍛鍊下半身的啞鈴體操

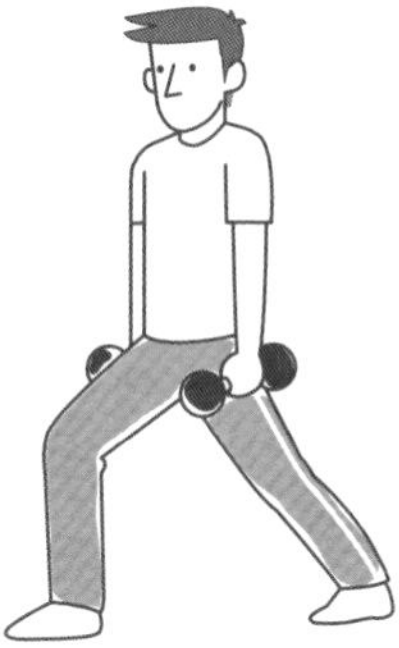

雙手握住啞鈴，右腳往前邁，雙臂打直與地面保持垂直。

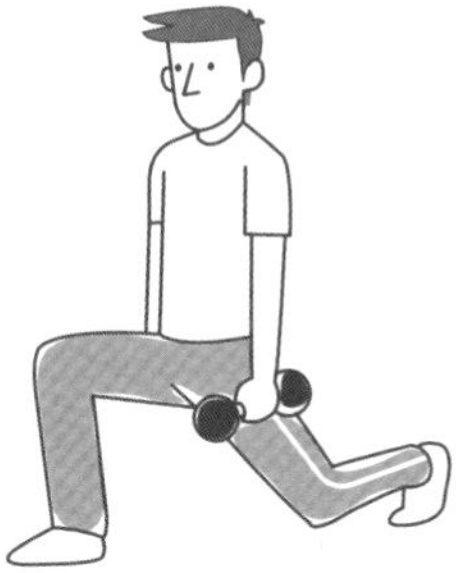

保持上半身不晃動，並慢慢地往下蹲。另一邊也是同樣操作。

腹肌運動

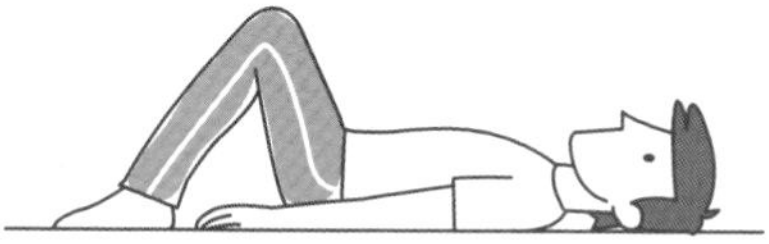

仰躺在地上，膝蓋彎曲，雙手放在身體兩邊。

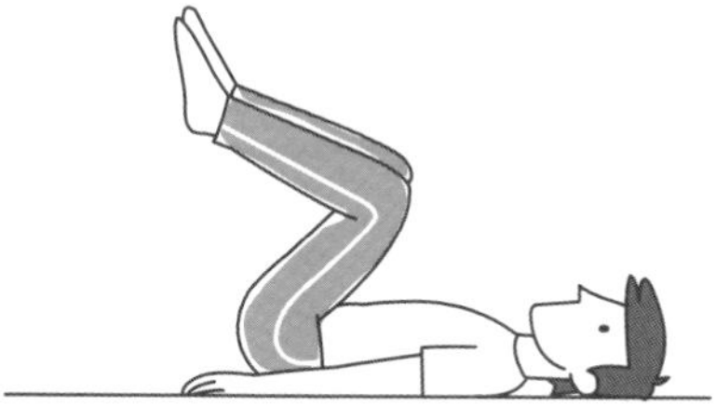

把腳往上抬，膝蓋靠近胸部。抬腳時不改變膝蓋彎曲的角度。

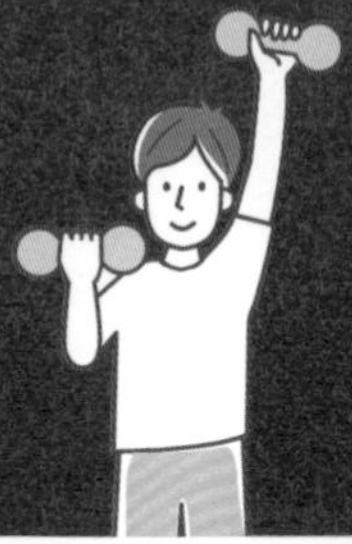

不想囤積過多脂肪 就要增加日常活動

若不想身體囤積過多的脂肪，平時習慣多活動身體也是很重要的一件事。不過，並不需要一開始就做難度很高的活動，不妨先試著在住家附近散步10分鐘。等到身體習慣以後，再把散步的時間增加到20分鐘，像這樣循序漸進地增加散步的時間，其實就是很不錯的運動。

在正式開始運動之前，也別忘了先做個伸展操、轉腳踝之類的暖身運動。**理想的運動狀態是先做緩和的運動，接著再慢慢地提高速度**，才不會讓心跳或血壓上升得太激烈。除了散步之外，通勤時改成快走、不搭電梯改爬樓梯等等，也都可以創造很好的運動機會。此外，在打掃或整理家裡時只要打起精神、全力以赴，就能讓全身活動起來，做家事也能增加身體的活動量。一直懶得活動身體的話，變胖也是正常的事。不只如此，肌肉還會因為太少活動而漸漸流失。一但肌肉量變少就代表身體的基礎代謝也跟著變差，也就更容易讓人變胖了。

從日常就能做到的簡單活動開始做起

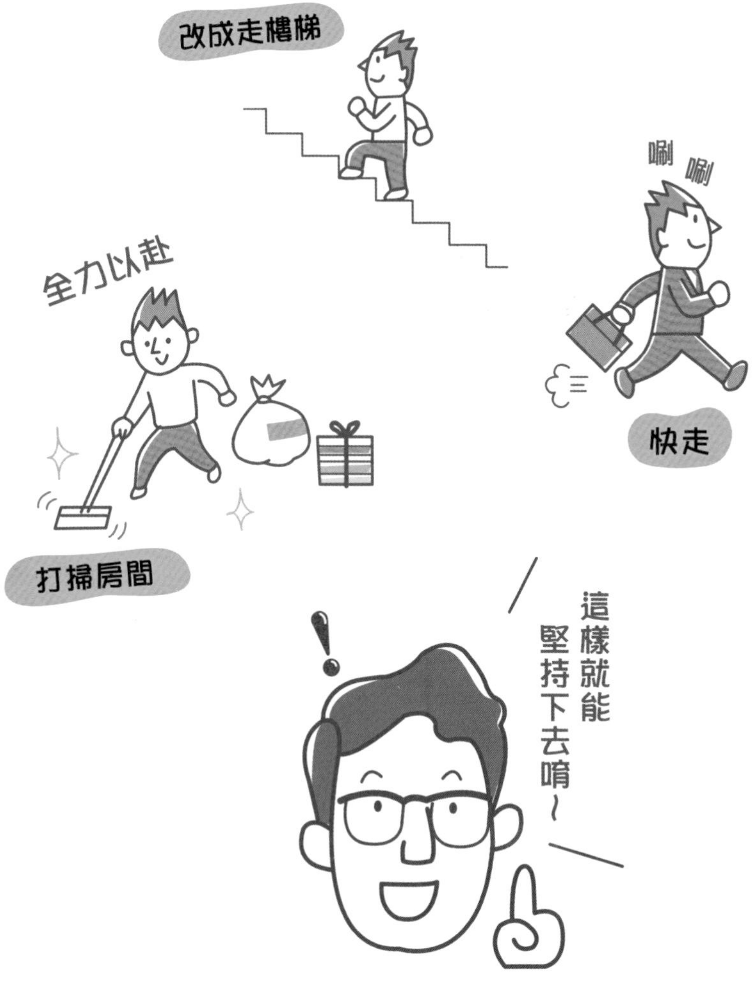
改成走樓梯
唰
唰
快走
全力以赴
打掃房間
這樣就能堅持下去唷~

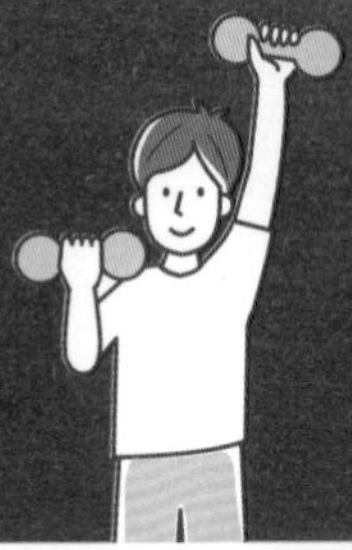

最有效的飯後運動是散步20分鐘～1小時

最有效降低飯後血糖的方式就是吃飽飯去運動。而我認為最好的飯後運動就是散步20分鐘～1小時。藉由走路增加身體的活動量，就能消耗體內的醣類。

一般來說，日本人體內分泌的胰島素都比較少，所以血糖比較不容易降下來。尤其是肥胖身材的人，血糖要往下降更是一件難事，正是因為三酸甘油脂妨礙了胰島素的作用。

有些人可能會覺得吃飽飯後肚子很撐，所以就懶得出門去散步。既然這樣，不妨試著找一些討論度高的餐廳內用，這樣吃飽飯就可以多走一下路再回家，自然而然地達到飯後散步的效果。

有養狗的人可以試著把遛狗的時間改到晚餐以後，因為遛狗是一定要做的事情，這樣就能讓自己養成飯後散步的習慣。

家庭主婦把超市採購的行程安排在午餐之後也是很不錯的一招，自然就能達到活動身體的效果。

降低飯後血糖的小妙招

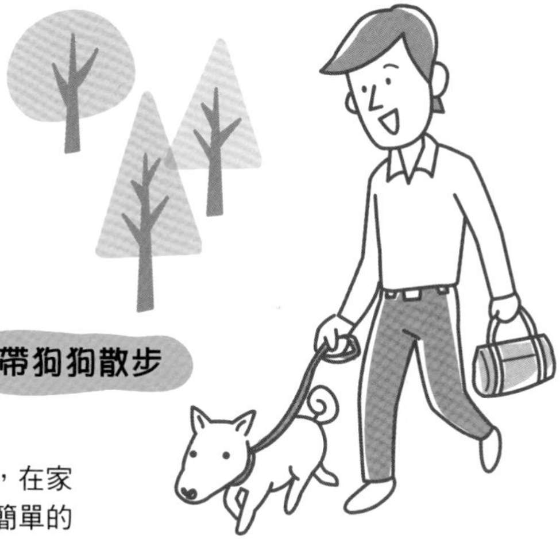

帶狗狗散步

除了出門散步以外，在家裡做點廣播體操等簡單的運動也有不錯的效果。

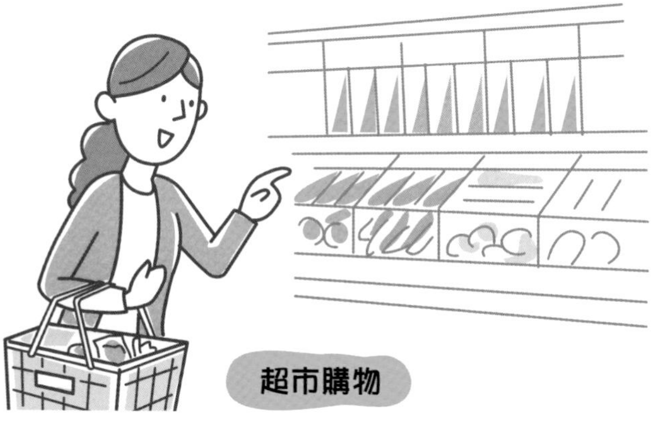

超市購物

降低三酸甘油脂的3種運動

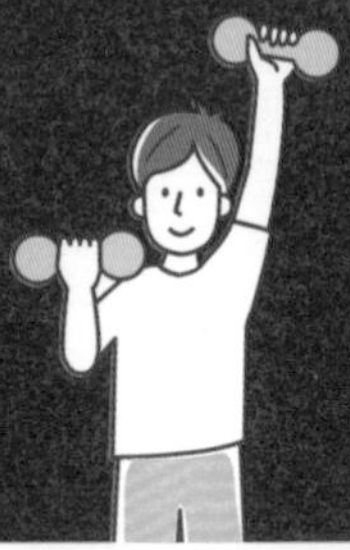

我推薦各位試試以下這3種有助降低三酸甘油脂的運動。

第一種是**「肌肉運動」**，例如：啞鈴體操等需要瞬間用力的運動，可增加肌肉量，並有效**提升基礎代謝量。**第二種是**「有氧運動」**，指的是以氧氣為主要能量來源的運動，能夠達到**燃燒脂肪的效果。**第三種是**「伸展操」**，包括：柔軟操、運動後的收操動作等等，目的是放鬆與舒緩肌肉，具有消除肌肉疲勞以及促進血液循環等效果。

透過肌肉運動增強肌肉，利用有氧運動燃燒脂肪，再配合伸展操放鬆肌肉，把這3種運動組合在一起，就可以讓運動的效果更顯著。

在這3種運動之中，有氧運動的燃脂效果最好。以自己可以接受的速度健走、水中散步、騎自行車等等，都是很不錯的有氧運動。每星期至少做3次有氧運動且每次做30分鐘是最理想的狀態。不必急著一開始就達到30分鐘的運動量，先從早上在住家附近散步10分鐘開始試試吧。

適度調配3種運動

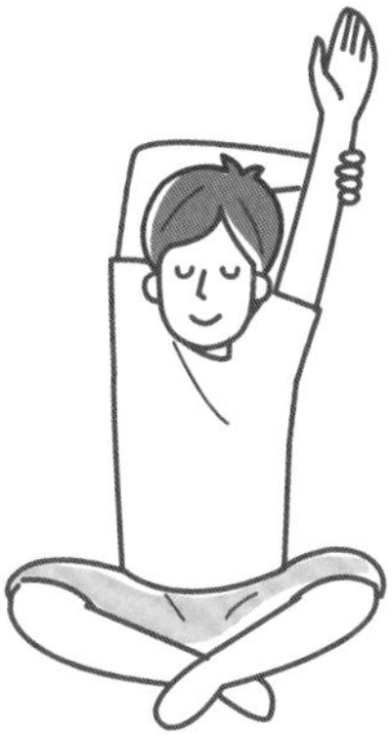

伸展操

伸展時要先暖身，在放鬆的狀態下進行拉伸，若是感覺疼痛就要立刻停止，不要繼續勉強拉伸。

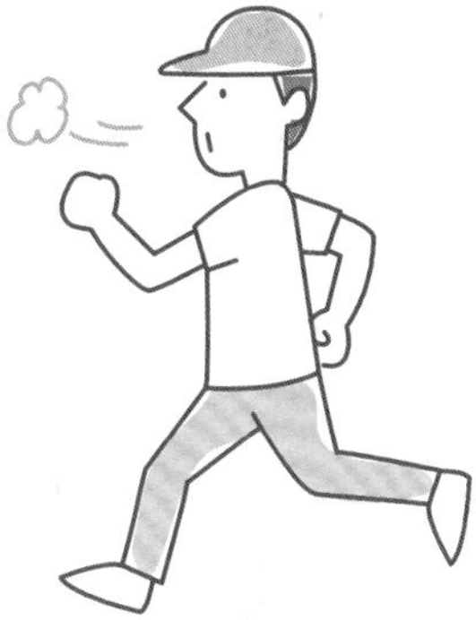

有氧運動

若要讓有氧運動發揮效果，最重要的就是持之以恆。一開始就勉強做高強度或長時間的訓練，可能會造成心理方面的壓力，也會讓自己感到挫折。

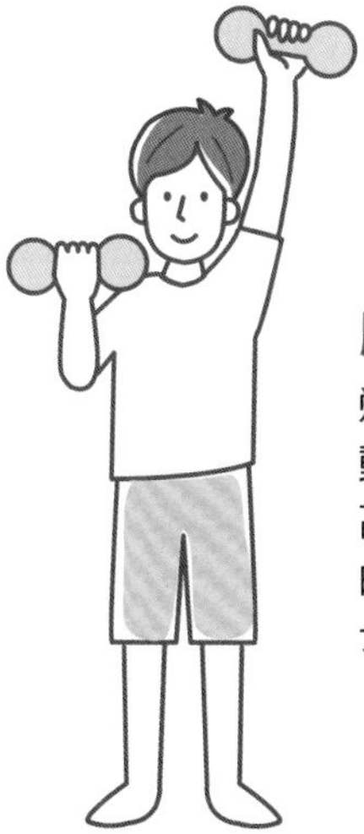

肌肉運動

憋氣愈久強度就愈高的肌肉運動會讓血壓急速上升，對於有高血壓的人來說是一種高風險的運動。由健身教練等專業人士指導運動強度會比較妥當。

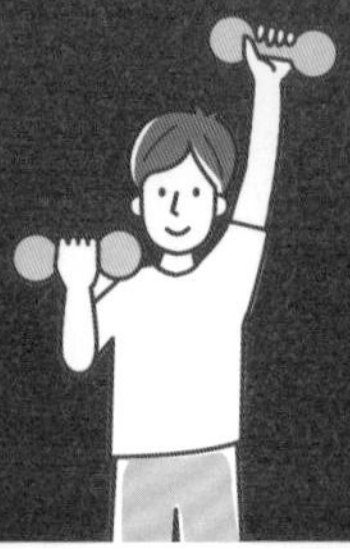

走路要保持正確的姿勢

健走不需要特別的裝備，任何人都能說走就走。而且，還可以根據自己的身體狀況調整速度及距離，若以運動療法的角度來看，確實是一項非常不錯的運動。

不過，一派悠閒地走路並不會產生任何效果。若要讓健走發揮出運動的功效，最重要的就是讓身體保持正確的姿勢。

尤其是足部著地與離地的動作；離地時一定要用大拇趾的根部蹬地，推動身體往前進，著地時則要讓腳跟先碰到地板。

正確的離地與著地姿勢才可以讓小腿肚的肌肉收縮，促進血液循環。只要保持正確的姿勢並且維持穩定的步行速率，15分鐘左右就會感覺全身熱起來，而這就是脂肪在燃燒的最佳證明。

將健走安排在固定的時段也能讓每天的生活建立固定的作息。每次健走的時間大約30分鐘～1小時即可，剛開始可以先試著挑戰1星期完成3次健走。

正確的健走姿勢

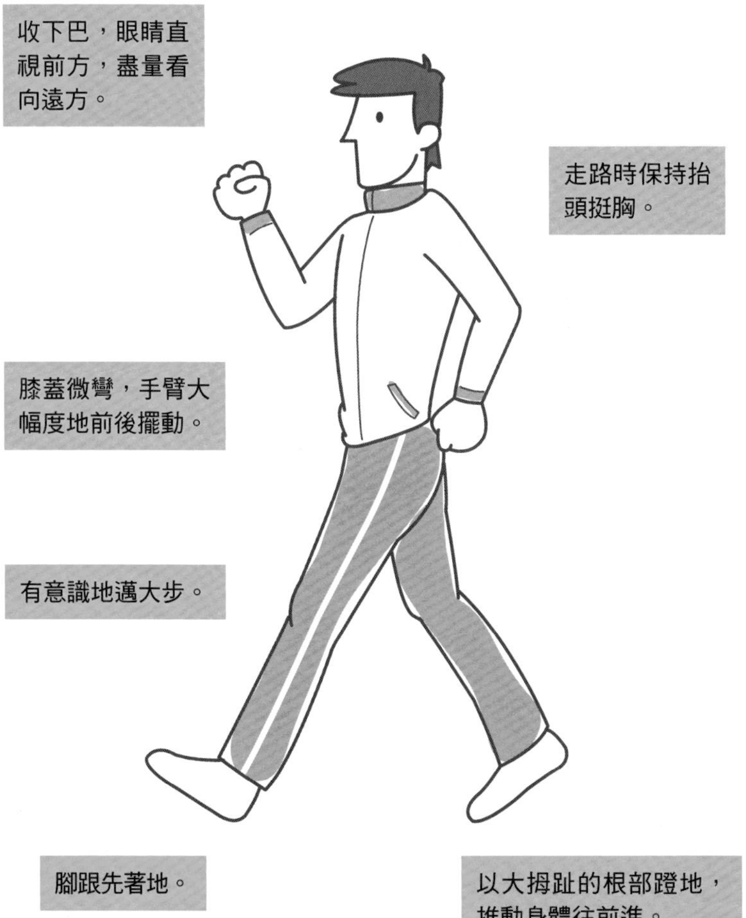
收下巴，眼睛直視前方，盡量看向遠方。
走路時保持抬頭挺胸。
膝蓋微彎，手臂大幅度地前後擺動。
有意識地邁大步。
腳跟先著地。
以大拇趾的根部蹬地，推動身體往前進。

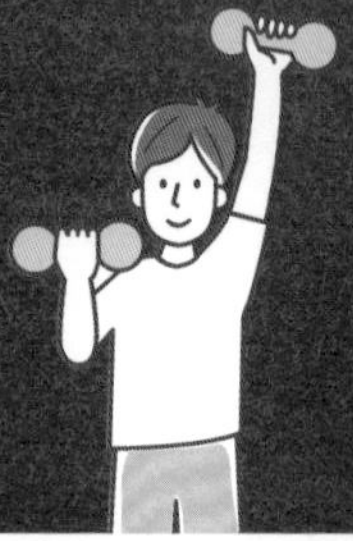

膝蓋不好的人可以嘗試水中健走

在泳池裡做水中健走也是一項非常不錯的有氧運動。水會產生阻力，所以**在泳池中走路會比在陸地上更加吃力，藉此不只可以增加運動量，也能進行更有效率的有氧運動。**

而且，身體在水中也會承受水壓，所以抬腳往前邁進、手臂往後划的動作可以全面地鍛鍊全身的肌肉。

水中健走也被認為是很有效的傷後復健訓練。

此外，水還會產生浮力，身體在水中的負擔大約是陸地上的3分之1，可以大幅減輕膝蓋及腰部的負擔，也具有放鬆身心的效果。

剛開始做水中健走可能會覺得邁出每一步都很辛苦，**這時不妨試試看一邊前後划動手臂，一邊慢慢地邁大步往前。**等到身體習慣後再挑戰以蛙泳的划水方式往前邁進，甚至可以試試看倒退走。

水中健走

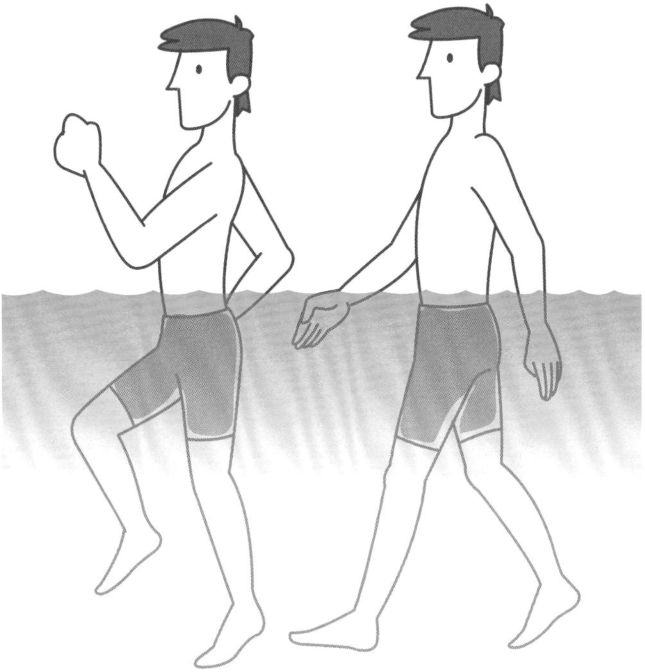

手臂大幅擺動，邁大步前進

水的浮力可以減輕身體的負擔，是一項對腰部及膝蓋非常友善的全身性運動。每次大約健走15～30分鐘即可。

Column

每天記錄體重、行走步數及血壓

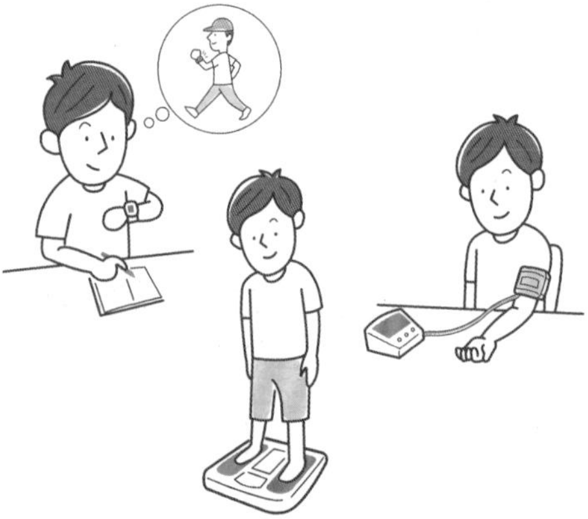

體重管理是控制三酸甘油脂的一大重點。只要每天記錄自己的體重，就能達到很好的管理效果。每天量體重的時段、身上穿的衣服都要固定，只要養成每天量體重的習慣，自然就會顧慮體重的變化，慢慢改掉大吃大喝、吃消夜等不良飲食習慣。每天步行的步數至少要目標在8千～1萬步，使用計步器記錄每天的步數也是很不錯的方法。血壓計建議使用上臂式血壓計，測量時應將手臂與心臟保持同高。請把體重、部署及血壓記錄在日記本或日曆的空白處上，以便隨時掌握健康的動向。

第5章

降低三酸甘油脂的生活習慣

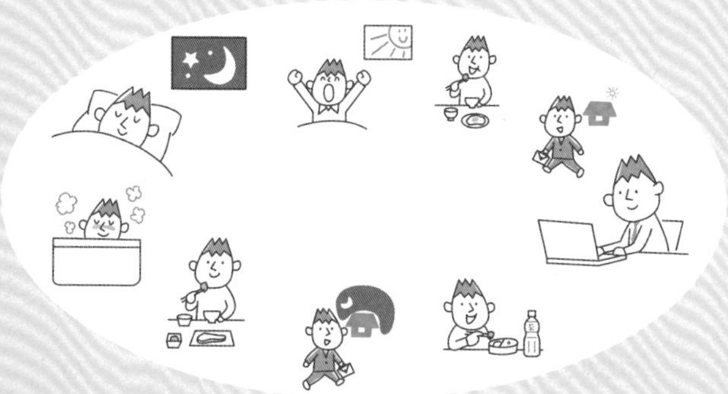

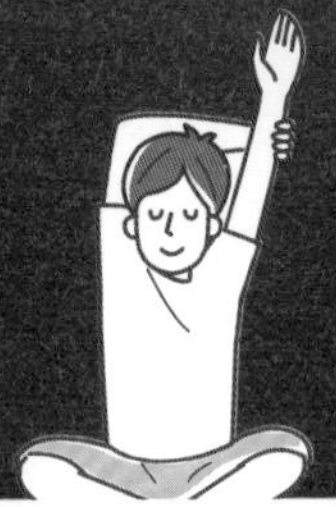

不良生活習慣增加三酸甘油脂，進而形成脂肪肝

生活習慣所造成的三酸甘油脂過高，主要是因醣類攝取過量、過度飲酒、運動不足以及壓力過大等問題。這些因素會讓**體內的三酸甘油脂過多，並且囤積在肝臟，造成脂肪肝。**我們無法靠自己的力量改善病毒性肝炎，但如果是因為生活習慣不良才導致三酸甘油脂過高，只要透過改變自己的生活習慣，就能避免這個情況發生。不過，許多人就算被醫生提醒要注意三酸甘油脂的問題，也會因為身體還沒出現自覺症狀，而不願去改善自己的生活習慣。

一直以來，我們都認為喝酒是造成**脂肪肝等肝臟疾病**的主要原因。但其實只要別喝到整個人就像泡在酒精裡面一樣，根本就不會因為喝一點酒就導致脂肪肝。實際上，喝酒配的馬鈴薯沙拉、聚餐結束後吃的拉麵等宵夜**都是高碳水化合物的食物，吃太多這些食物且過度攝取醣類才是造成脂肪肝的原因。**醣類攝取過多會使得三酸甘油脂含量過高，間接造成脂肪肝，再形成肝硬化，最後演變成肝癌。要避免發生這一連串的疾病，就請各位務必留意自己的三酸甘油脂含量。

改變生活習慣，避免囤積三酸甘油脂

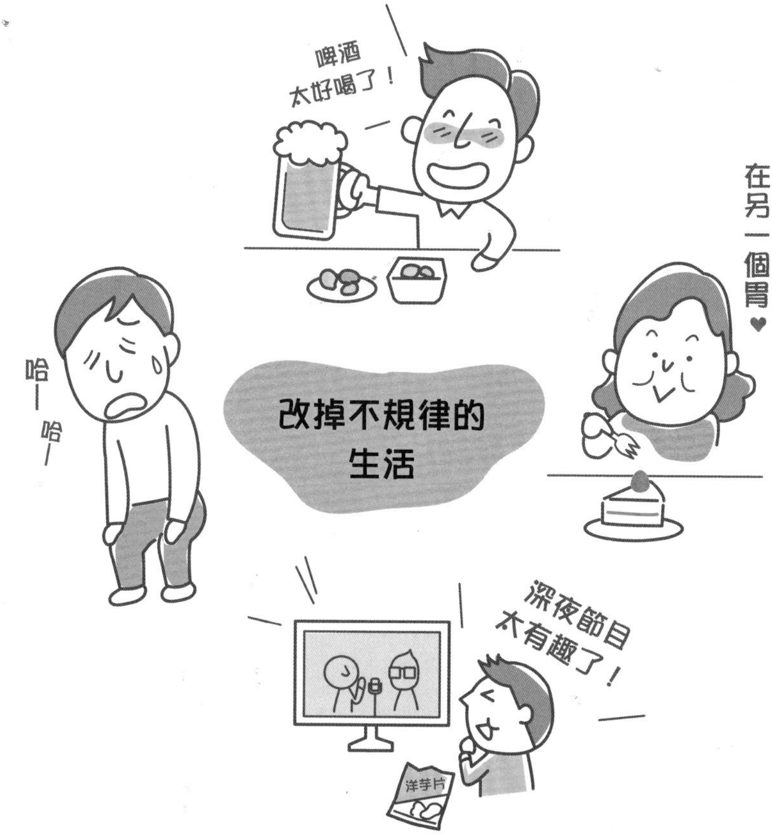
改掉不規律的
生活
啤酒
太好喝了！
甜點是裝
在另一個胃♥
深夜節目
太有趣了！
洋芋片
哈—
哈—

想要改善三酸甘油脂過高，不只要注意吃的內容，也必須要改掉進食時間不固定、熬夜等不良的生活習慣。

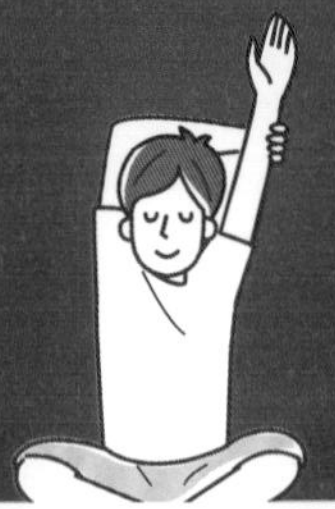

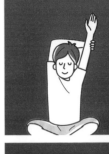

打造不易便祕的體質，改善肥胖問題

肥胖的人通常很容易便祕。尤其是**內臟脂肪型肥胖的人，更是許多人都有著便祕的困擾。**這是因為體內的三酸甘油脂愈多，內臟脂肪就會囤積得愈厚。

內臟脂肪型肥胖者的腹部通常都會有滿滿的脂肪，導致大腸及小腸被掩埋在這些內臟脂肪之中。此時腸道外側會受到大量脂肪的擠壓，使得腸道內側無法維持足夠的空間。而且就算想要透過運動刺激腸道蠕動，腹部的脂肪也會像一道屏障一樣，阻擋刺激傳遞到大腦。

因此，內臟脂肪型肥胖的人才會容易便祕。一旦便祕成了長期性的問題，身體的代謝就會跟著變差，逐漸形成容易囤積脂肪的體質。**如果不想變成容易囤積脂肪的體質，就一定要維持正常的排便。**便祕不只會讓脂肪容易囤積，也會引起各種身體不適，還可能間接造成高血壓或動脈硬化。要預防便祕就要保持規律的生活作息、多攝取膳食纖維，並且養成良好的運動習慣。

治好便祕，解決肥胖

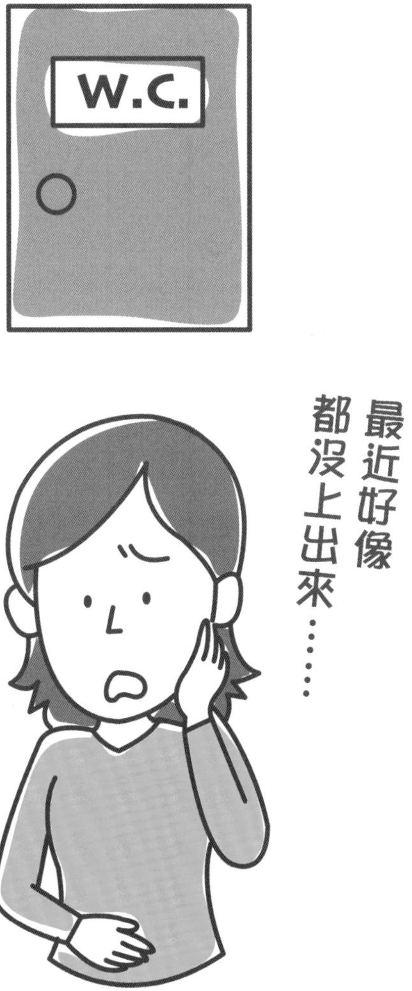

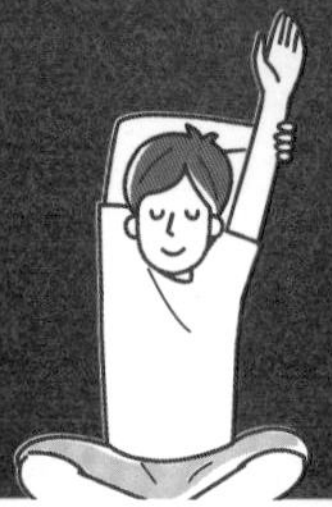

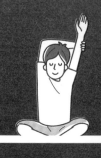

良好的睡眠品質是消除疲勞的特效藥

各位是否也會覺得自己明明沒有做什麼事，卻好像很容易感到疲累，或總是覺得很疲累呢？疲勞的原因有很多，可能是過度操勞造成的肉體疲勞，也有可能是壓力過大造成的心理疲勞等等。

高品質的睡眠是消除疲勞的特效藥。容易感到疲累、總是覺得勞累的人，通常都睡得不是很好。

身體會趁著我們在睡覺時修復損傷的血管，也會分泌生長激素。當睡眠太淺、睡眠不足，生長激素就無法正常發揮作用，血液的狀態也會變差。除此之外，**睡覺也是血壓往下降，讓血管得以休息片刻的時間。**不過，如果是有糖尿病、心臟衰竭、自律神經障礙等疾病的人，可能還會出現夜間高血壓的情況，也就是晚上的血壓不會下降。

確保足夠的睡眠時間、睡前1個小時泡澡、做輕度的伸展操，以及關掉手機電源等等，都是可以提升睡眠品質的好辦法，各位不妨嘗試看看。

正常血壓的波動及夜間高血壓的波動

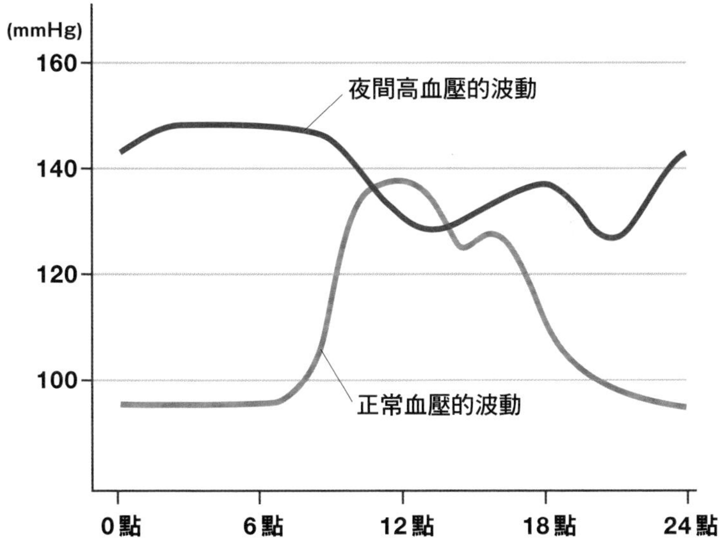

健康的人在睡覺時的血壓會下降20～30mmHg，但是有夜間高血壓的人並不會下降。這是睡眠品質影響了血壓的波動。

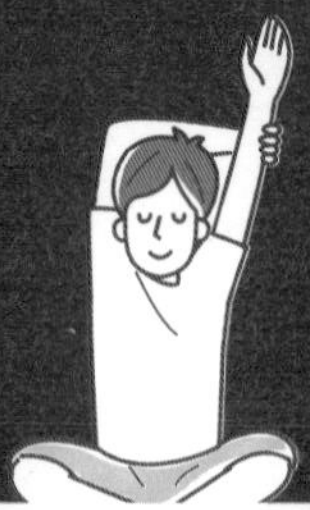

白天盡量多活動，晚上多休息與放鬆

改善生活習慣病的最佳特效藥，就是建立起規律的生活作息。生活作息只要正常且規律的話，身體狀況自然就會改善。動物的體內存在著時鐘基因組，通常稱為生理時鐘，這個生理時鐘會讓動物依循太陽的起落，形成各自的生活作息。

人類的時鐘基因組位於下視丘的視交叉上核（約在眼球後方附近），此處為中樞神經系統的一部份。天亮時就會醒來，天黑時就會想睡，是時鐘基因組正常發揮作用的證據，而人類就是屬於日行性的動物。

工作性質造成作息日夜顛倒、經常熬夜到半夜甚至天亮才睡覺的話，就容易引發自律神經失調。自律神經掌管人體的生命活動，包括：心臟跳動、內臟運作、維持體溫、排汗等等。**人類能夠自然地維持著生命，都是多虧自律神經的運作。**

自律神經失調會引起生活習慣病是無庸置疑的。希望各位都要調整好自己的生活作息，在白天的活動量以及日落後的活動量之間找到最好的平衡。

調整生活作息，告別生活習慣病

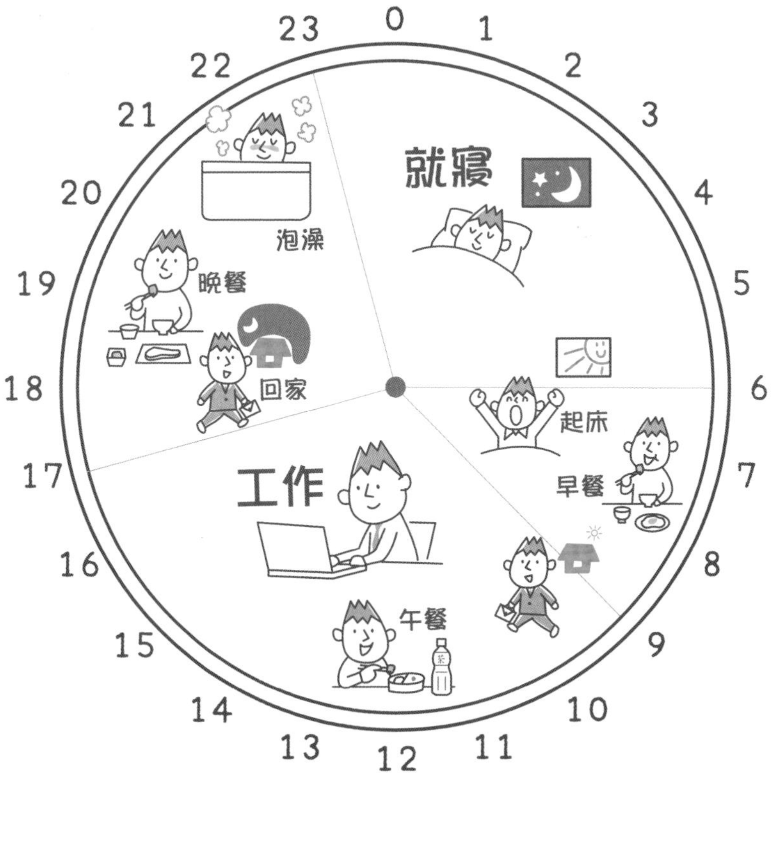

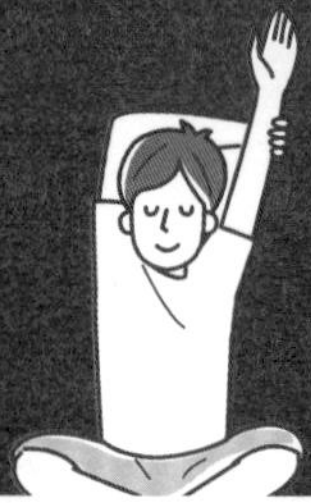

壓力太大也會誘發生活習慣病

壓力太大不只是造成精神官能症、心身症等心理疾病的原因，也會引起血脂異常等生活習慣病。

身處在龐大的壓力下，自律神經就容易失去平衡，削弱肝臟的功能。自律神經由交感神經與副交感神經構成，負責調節人體的狀態。**一旦自律神經失去平衡就會造成激素分泌不正常，連帶影響到血壓以及血糖。**

不只如此，壓力造成的間接影響也是非常嚴重的問題。壓力大的人可能會為了紓解壓力而吃許多甜食、抽更多的菸，也可能因為壓力過大而失眠等等，這些情況都會破壞生活習慣。而這些不好的生活習慣也就是引起生活習慣病的最主要原因。**有智慧地與壓力和平相處，同時致力於改善生活習慣，是防範生活習慣病的最佳對策。**

此外，擁有自己的興趣對於紓解壓力也有很好的幫助。

壓力會削弱肝臟的功能

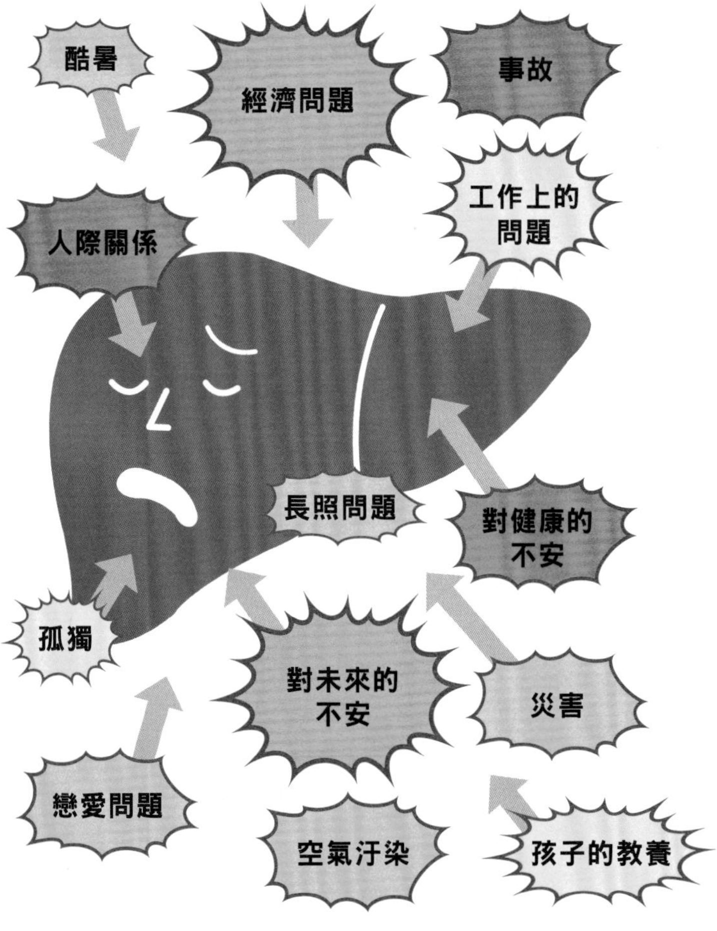
酷暑
經濟問題
事故
人際關係
工作上的
問題
長照問題
對健康的
不安
孤獨
對未來的
不安
災害
戀愛問題
空氣汙染
孩子的教養

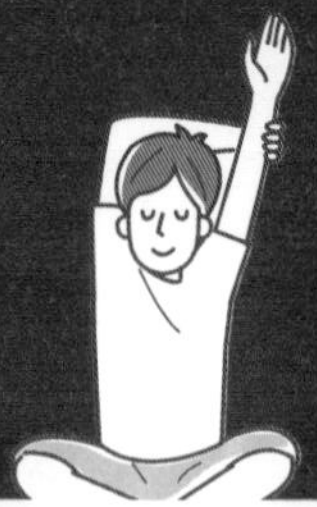

泡澡水溫要適宜，泡15分鐘最剛好

不同於單純的淋浴，泡澡還能給身體帶來各種不同的健康效果。**泡澡讓身體慢慢地暖和起來**，不只會讓血管中的血液跟著變溫暖，也會擴張全身上下的微血管，**促進全身血液循環。**一但身體暖和起來，白血球也會變得更加活躍，讓新生的細胞取代衰老死去的舊細胞。如此一來，就能達到提升身體免疫力的效果。泡澡有兩件基本事項，其一是熱水的溫度要控制在38～40℃不必太燙，其二是泡澡時間只要15分鐘即可。

用熱水把身體泡得暖呼呼，最後再用冷水沖一沖小腿肚到腳尖，可以刺激末梢的血管，促進血管的收縮與擴張，讓血液可以更順利地回到心臟。

泡澡時還有幾個要注意的事項，首先是**長時間浸泡等於讓身體持續承受水壓，會讓血液循環過於活躍，消耗過多能量。**此外，運動後泡澡不僅會消耗過多的能量，也會耗費大量的體力，**造成心臟及肝臟的負擔。**因此請各位務必多加注意泡澡的時機與時間。

悠閒地泡個熱水澡

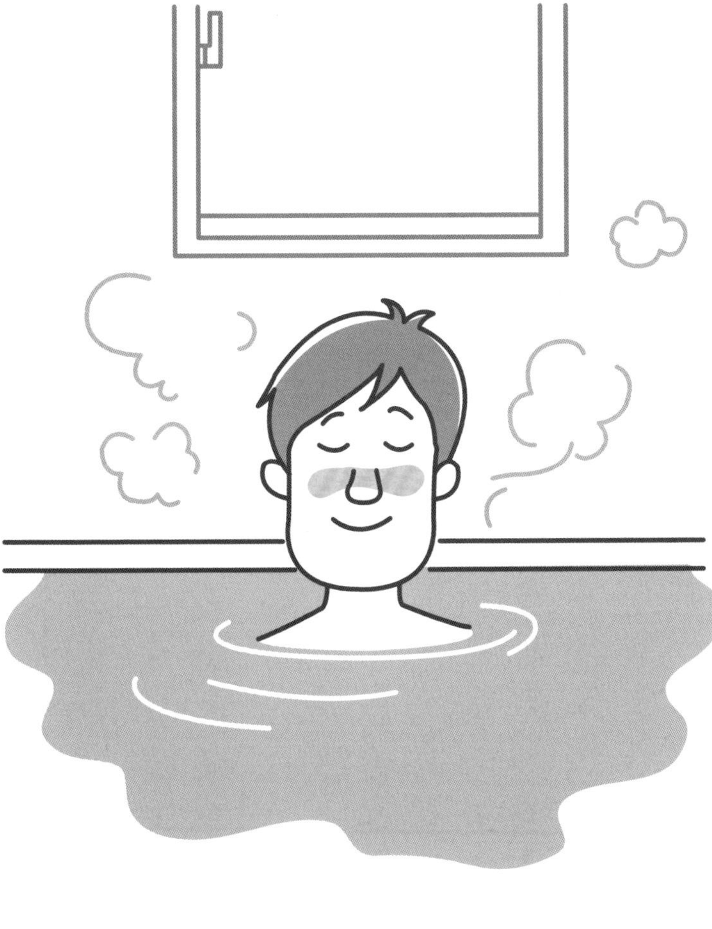

泡澡不僅促進血液循環，有助身體健康，水的浮力也能緩解肌肉及關節的負擔，放鬆緊張的情緒，讓緊繃的身心都得到舒緩。

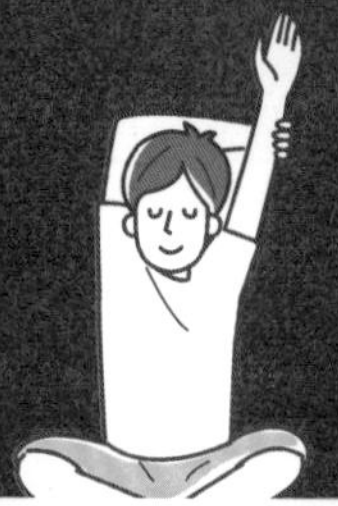

要預防生活習慣病 就要定期做健康檢查

定期接受健康檢查對於預防生活習慣病有很大的幫助。在日本，如果是受雇於公司的員工，每年應該都可以到指定的醫療機關做1次健康檢查。

日本的法律規定，加入國民健康保險等醫療保險的自營業者或家庭主婦只要是介於40～74歲，也是特定健康檢查、特定保健指導的實施對象。日本各地的公所都會寄送健康檢查的通知單。這些**健康檢查都是以預防生活習慣病為目的，除了可以檢查是否已經有肥胖、代謝症候群等問題，也能確認是否為這些疾病的高危險族群，以進行相關預防措施的指導。**

另外，本書的主題**「三酸甘油脂」如有異常，透過健康檢查的數據也能一目了然。**檢查結果出來以後，一定要確認血液檢查項目中的三酸甘油脂、好膽固醇、壞膽固醇、血糖以及肝臟的相關數值，這樣才能幫助自己預防生活習慣病。

希望40歲以上的人要更積極接受健康檢查，幫助自己做好健康管理。而未滿40歲的人也請務必每年檢查1次。

何謂特定健康檢查

特定健康檢查

主要針對代謝症候群進行以下檢查項目。

基本項目

- **自述表（用藥史、吸菸史等）**
- **身體測量（身高、體重、BMI、腰圍）**
- **血壓測量**
- **理學檢查（身體檢查）**
- **尿液檢查（尿糖、尿蛋白）**
- **血液檢查**
  - 血脂檢查（三酸甘油脂、HDL膽固醇、LDL膽固醇）
  - 血糖檢查（空腹血糖值或HbA1c）
  - 肝功能檢查（GOT、GPT、γ-GTP）

詳細健檢項目

※在一定的基準下且醫師認為有必要時實施。

- **心電圖**
- **眼底檢查**
- **貧血檢查（紅血球計數、血色素量、血球比容值）**

特定保健指導

根據特定健康檢查的結果，由醫師或保健師等專業人士建議如何改善生活習慣的制度。分成積極支援與機動支援，前者的實施對象為符合代謝症候群的民眾，後者的實施對象為代謝症候群的高危險族群。

著者 **栗原毅**

東京・日本橋栗原診所院長。畢業於北里大學醫學系。曾任東京女子醫科大學教授、慶應塾大學教授。2008年開設東京・日本橋栗原診所。主要著書有《みるみるコレステロールと中性脂肪を下げる200%の基本ワザ》、《肝機能をみるみる高める200%の基本ワザ》（日東書院本社）、《血液サラサラで美人になる!》（MAGAZINE HOUSE）、《脂肪肝はちょっとしたコツでラクラク解消する 1日25gのチョコが効く!》（河出書房新社）等等。

STAFF
設計／金井久幸（TwoThree）
本文設計／TwoThree
插圖／BIKKE
構成／忠岡謙
編輯／株式会社コパニカス
編輯協助／栗原丈徳
（栗原ヘルスケア研究所所長・歯科医）

擺脫生活習慣病
靠自己降低三酸甘油脂 & 膽固醇

出　　版／楓葉社文化事業有限公司
地　　址／新北市板橋區信義路163巷3號10樓
郵政劃撥／19907596 楓書坊文化出版社
網　　址／www.maplebook.com.tw
電　　話／02-2957-6096
傳　　真／02-2957-6435
作　　者／栗原毅
翻　　譯／胡毓華
責任編輯／吳婕妤
內文排版／楊亞容
港澳經銷／泛華發行代理有限公司
定　　價／350元
出版日期／2024年3月

國家圖書館出版品預行編目資料

擺脫生活習慣病：靠自己降低三酸甘油脂&膽固醇／栗原毅作；胡毓華譯. -- 初版. -- 新北市：楓葉社文化事業有限公司, 2024.03 面； 公分
ISBN 978-986-370-656-4（平裝）
1. 高三酸甘油脂血症 2. 膽固醇
3. 保健常識 4. 健康法
415.5932　　113000653